# Ulcera péptica y bloqueantes H2

Peter Müller, Bernd Simon
Hanns-Gerd Dammann, Burkhard Kommerell

# Ulcera péptica y bloqueantes $H_2$

Editado por cortesía de Laboratorios VITA, S. A.

ANCORA, S. A.

Dirección de los autores:

Privatdozent Dr. P. Müller
Prof. Dr. B. Simon
Prof. Dr. B. Kommerell
Universidad Ruprecht-Karl de Heidelberg
Clínica Médica
Servicio 1.1.4. Medicina Interna IV
(Centro de Gastroenterología)
Bergheimer Strasse 58
D-6900 Heidelberg 1

Prof. Dr. H.-G. Dammann
Hospital Bethanien
Martinistrasse 42-44
D-2000 Hamburgo 20

Esta obra contiene 38 figuras y 19 tablas

Título original Ulcus pepticum und H2-blocker

I S.B N 3-11-010773-2

Título versión española Ulcera péptica y bloqueantes H2

Traducción Dr J Hernández Alvarez

I S B N . 84-7537-034-9
S.V P : 1 368
D.L.: B-23 466
Imprime Normacolor - Industria, 110 - Barcelona (Printed in Spain)

# Prólogo

El desarrollo de los bloqueantes $H_2$ constituye un hito fundamental en el tratamiento de la enfermedad ulcerosa habiendo variado el curso natural de la misma desde la introducción de estos medicamentos. Al parecer, el amplio uso que se ha hecho de estas sustancias, hace necesaria una reflexión sobre su situación real dentro del arsenal farmacológico.

El presente libro intenta exponer de forma sucinta la función del estómago y los fundamentos de la acción de los bloqueantes $H_2$. Para ello ha de describirse en particular la inhibición de la secreción en relación con la dosis de los diversos bloqueantes, teniendo en cuenta tanto la necesidad de variar la dosis para obtener el mismo grado de inhibición secretora, como la existencia de una respuesta individual ante una determinada dosis. Mediante estudios de farmacología humana se han determinado las interacciones de estos productos con otros medicamentos así como su metabolismo. También se mencionan los posibles efectos secundarios que, de acuerdo con la experiencia, son de escasa entidad.

La parte principal del libro se ocupa del tratamiento de las úlceras aguda y crónica. ¿Cuándo y durante cuánto tiempo ha de tratarse una úlcera gastroduodenal aguda? ¿Cuál es el porcentaje de curación en la úlcera gástrica y en la duodenal? Se discute el tema de tratamiento de larga duración, es decir, los años que debe durar un tratamiento antiulceroso. ¿Existen complicaciones o recidivas con este tipo de tratamiento? ¿Con qué frecuencia recidiva la úlcera tras el abandono de la medicación? ¿Hay enfermos en los que el tratamiento de larga duración es más favorable? Todas estas cuestiones son objeto de comentario en las páginas siguientes.

Finalmente, el libro se completa con estudios sobre la profilaxis de la úlcera de stress con bloqueantes $H_2$ y su utilización no tan efectiva en casos de úlcera sangrante. Se ha intentado exponer los diversos temas de la forma más práctica posible. Cada capítulo lleva un resumen con el que el lector podrá informarse rápidamente sobre los puntos esenciales descritos. Desearíamos que el libro contribuyera a facilitar al médico su tarea contra la enfermedad ulcerosa.

Heidelberg, enero de 1987 *B. Kommerell*

# Contenido

# 1. Fisiología de la secreción ácida

**Mecanismo celular de la secreción ácida**

El ácido clorhídrico se forma en la mucosa gástrica de las zonas correspondientes al cuerpo y tuberosidad mayor y más concretamente en las células parietales allí existentes (células de revestimiento) (Fig. 1). Con el consumo de energía (ATP), los iones $H^+$ y $Cl^-$ son bombeados a la luz gástrica a través del sistema tubulovesicular, con lo cual, entre luz gástrica y serosa, se crea un gradiente de concentración para los iones $H^+$ de 1:1 millón. El transporte de $Cl^-$ se realiza contra un gradiente eléctrico, ya que, en comparación con el líquido intersticial, la luz gástrica tiene carga negativa. Los iones $H^+$ son transportados mediante un sistema presente en la zona parietal interna: el sistema $H^+/K^+$-ATPasa. La actividad de este enzima está relacionada con el magnesio y, a diferencia del $Na^+/K^+$-ATPasa, no es inhibida por la uabaína. De acuerdo con los conocimientos actuales, el $H^+/K^+$-ATPasa está presente de forma exclusiva en las células parietales de la mucosa gástrica.

**«Bomba de protones»**

● La llamada bomba de protones ha pasado a un primer plano en el interés de los investigadores, una vez que con ayuda de **benzimidazoles sustituídos** se han hallado sustancias inhibidoras selectivas. Con estos fármacos puede obtenerse, por primera vez, un bloqueo ilimitado de la secreción gástrica humana. Aún es pronto para conocer las implicaciones clínicas de un mecanismo farmacológico tan nuevo.

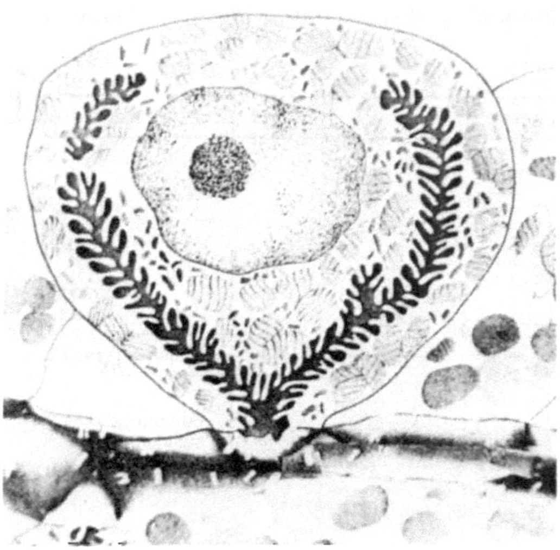

Fig. 1 Imagen de una célula parietal (según Sewing)

**Sistema cAMP-adenilatociclasa**

El sistema adenilatociclasa-cAMP, localizado en el lado seroso de las células de revestimiento, tiene también una función significativa en el proceso de producción ácida. El nucleótido cAMP interviene en la **acción histamínica estimulante de la acidez:**

- Según recientes conocimientos, la amina biógena se sintetiza y libera en la inmediata proximidad de las células parietales. Después de unirse a los receptores $H_2$ de la membrana serosa de las células de revestimiento, activa la adenilatociclasa próxima, con lo que se produce una elevación del nivel intracelular de cAMP.
- La señal de secreción ácida se transmite a la bomba de protones a través de proteinquinasas intracelulares activadas por cAMP (Fig. 2).

Junto a lo anterior, se ha demostrado la presencia de receptores muscarínicos para la sustancia neurotransmisora del vago —acetilcolina— así como para la gastrina (véase también la figura 2). Se discute además la existencia de puntos de conexión específicos para aminoácidos y opiáceos endógenos (encefalinas) así como para las sustancias inhibidoras de la secreción ácida como prostaglandinas, secretina y somatostatina.

**Secretagogos fisiológicos**

La forma en que los secretagogos fisiológicos más importantes (acetilcolina, histamina y gastrina) regulan alternativamente el proceso secretor no se conoce aún por completo, a pesar de los progresos realizados en este terreno.

- La función fisiológica de la **gastrina** en el proceso de secreción ácida ha podido describirse con toda claridad, ya que se han hallado niveles séricos de esta hormona tras la ingestión de alimento, los cuales, con administración exógena, estimulan la secreción ácida en probandos en una medida comparable. Los estudios con inhibidores específicos de la **acetilcolina** (pirenzepina), **histamina** (bloqueantes $H_2$) y opiáceos endógenos (naloxona) indican igualmente el papel

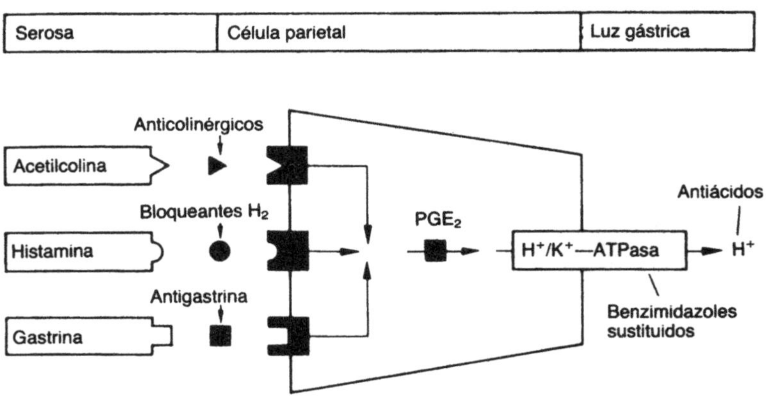


Fig 2 Representación esquemática de la célula parietal Punto de ataque de los tres secretagogos fisiológicos y diversos fármacos antisecretores.

decisivo de estos secretagogos en el nivel fisiológico de acidez. También los iones $Ca^{2+}$ parecen tener una función moduladora (eslabón intracelular de la acción de acetilcolina y gastrina).

**Interacción en la célula parietal**

Los tres secretagogos (acetilcolina, gastrina e histamina) están íntimamente relacionados entre sí. Se admite que la respuesta del sistema se halla garantizada por la permanente presencia de la histamina.

● Si la histamina falta o su acción se halla dificultada por un bloqueo de los receptores histamínicos $H_2$, la **sensibilidad** de los receptores específicos para los otros dos secretagogos —**acetilcolina** y **gastrina**— resulta considerablemente **disminuida;** no obstante, puede producirse una reacción secretora ante estímulos intensos (por ejemplo, ingestión de alimento).

Así la secreción basal está sometida a un ritmo circadiano, midiéndose los valores máximos entre las 23 horas y las 5 de la mañana siguiente.

**Fase cefalovagal de la secreción ácida**

● La **visión,** el **olfato** y el **gusto** de los alimentos inician la secreción ácida. Esta fase, llamada también vagocefálica, tiene como mediador a la acetilcolina. El 50 % de la cantidad de ácido liberada durante esta fase se produce en la primera hora. Durante la segunda hora, esta parte se reduce a un 10 %.

**Fase gástrica de la secreción**

● Cuando el alimento llega al **estómago** (fase gástrica), la secreción ácida se mantiene mediante estímulos de dilatación o reacciones químicas de los componentes del alimento con las células de revestimiento. En la primera hora ambos factores son responsables, cada uno de ellos, de un 25 % de la secreción total, mientras que en la segunda hora hay un predominio de la reacción química. De todos los componentes alimenticios, solamente los péptidos y los aminoácidos estimulan la secreción. Las grasas y los hidratos de carbono, por el contrario, inhiben la secreción, sin que se conozca hasta el momento la causa.

**Fase intestinal de la secreción**

● Al pasar el bolo alimenticio al **intestino delgado** (fase intestinal), la secreción gástrica es estimulada de nuevo, en una escasa medida, por la dilatación intestinal y la mayor liberación de diversas hormonas gastrointestinales (tabla 1).

Tabla 1 Estimulación fisiológica de la secreción ácida

| Fase | Estímulo | Porcentaje de la secreción total |
|---|---|---|
| Basal | Endógeno | 15 |
| Cefalovagal | Visión, olfato, gusto | 30 |
| Gástrica | Bolo alimenticio en el estómago | 50 |
| Intestinal | Bolo alimenticio en el intestino | 5 |

La estrecha interconexión de los sistemas **acetil-colínico, histamínico** y **gastrínico** se confirma también por los **antagonistas del receptor** $H_2$, que bloquean —al menos, en parte— la acción de la gastrina y la acetilcolina, así como por el efecto inhibidor aditivo que origina la administración simultánea de pirenzepina y un antagonista $H_2$.

# 2. Desarrollo histórico

**Sistema histaminérgico**

La histamina fue descrita como hormona tisular en 1910 por Ackermann, en Alemania, y Dale, en Gran Bretaña. Su efecto estimulante de la secreción fue descubierto 10 años más tarde. Sin embargo, hasta el año 1938 no se conoció el papel fisiológico de ácido por la histamina en el proceso de la secreción ácida.

Los trabajos de investigación de Ash y Schild así como de Black han conducido a la identificación y caracterización en el organismo humano de **dos** receptores histamínicos distintos. Estos receptores fueron designados como histamina $H_1$ e histamina $H_2$ y, en la actualidad, pueden ser activados o bloqueados, respectivamente, por agonistas o antagonistas específicos.

Los **receptores** $H_1$ intervienen en la acción contráctil de la histamina sobre la musculatura lisa de los tractos gastrointestinal y respiratorio. Estos receptores son activados selectivamente por el agonista $H_1$ 2-metilhistamina y bloqueados por el antihistamínico clásico mepiramina.

Los **receptores** $H_2$ participan en el efecto cronotropo positivo y estimulante de la secreción de ácido por la histamina. También existen aquí agonistas (por ejemplo, 4-metilhistamina, dimaprit) y antagonistas (cimetidina y ranitidina) selectivos. De entre las acciones que se realizan a través de los receptores $H_2$, la estimulación de la secreción ácida gástrica tiene una gran importancia clínica.

De lo anterior puede deducirse que los puntos de unión de los receptores $H_2$ no pueden ser ocupados por los antihistamínicos clásicos. Por ello, la acción estimulante sobre la acidez de la histamina no puede ser inhibida por un bloqueante $H_1$. Fue precisamente esta observación la que puso en marcha la investigación de los receptores $H_2$.

**Desarrollo de bloqueantes específicos de los receptores $H_2$**

La caracterización de los receptores $H_2$ y el desarrollo de productos inhibidores específicos fue el resultado de un trabajo conjunto de químicos, farmacólogos y médicos bajo la dirección de sir James Black. Primeramente se sintetizaron sustancias que eran simples variaciones del anillo imidazólico de la molécula de histamina. Una de ellas, la 4-metilhistamina, mostró efectos agonistas específicos que superaban en un 40 % la efectividad de la histamina. Los efectos antagonistas buscados no podían alcanzarse de esta manera. El camino hacia la síntesis de antagonistas de los receptores $H_2$ fue el fruto de dos descubrimientos:

El **primero** fue el desarrollo de un modelo experimental en animales que pudiera mostrar el máximo efecto histamínico sobre la secreción ácida. Con ello se hizo posible la comprobación de cualquier efecto, por escaso que fuese, de las sustancias $H_2$ antagonistas de nueva síntesis.

El **segundo** provino de la mayor atención hacia la modificación de la cadena lateral de la molécula de la histamina.

De esta forma, se logró desarrollar en el año 1970, por primera vez, un antagonista selectivo de los receptores $H_2$, conocido con el nombre de **burinamida.** Esta sustancia era un potente inhibidor de la secreción ácida producida por histamina, gastrina e ingestión de alimentos, y con ella se realizaron los primeros estudios de farmacología humana. La escasa absorción de la burinamida hizo aconsejable prescindir de ulteriores experimentaciones clínicas.

Poco tiempo después se descubrió la **metiamida** (Fig. 3). Este bloqueante $H_2$ era unas 10 veces más activo como antisecretor y fue sometido a estudios clínicos. Igual que la burinamida, la metiamida era una combinación de sulfonilurea, un grupo químico con una gran cantidad de efectos secundarios.

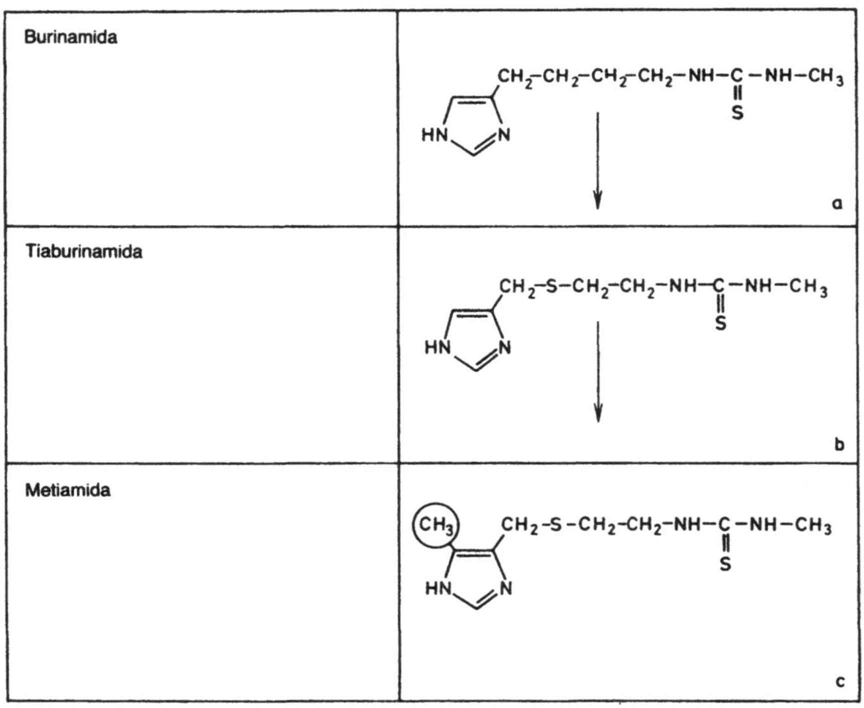


Fig. 3 De la burinamida al bloqueante $H_2$ metiamida, utilizado en clínica.

Mientras proseguía el estudio clínico de la metiamida se desarrollaron nuevos derivados de menor toxicidad, llegándose así a la cianoguanidina o **cimetidina.** La cimetidina se comenzó a estudiar cuando hubo que retirar la metiamida de la experimentación clínica por la frecuencia de presentación de agranulocitosis (fórmula estructural en figura 4).

Es interesante señalar que las agranulocitosis inducidas por la metiamida desaparecían bajo tratamiento con cimetidina. Esto demostró que la hematotoxicidad de la metiamida era debida a la propia sustancia y no dependía del receptor $H_2$.

La **cimetidina** fue introducida en todo el mundo en los años 1976/1977 y revolucionó el tratamiento de la enfermedad ulcerosa.

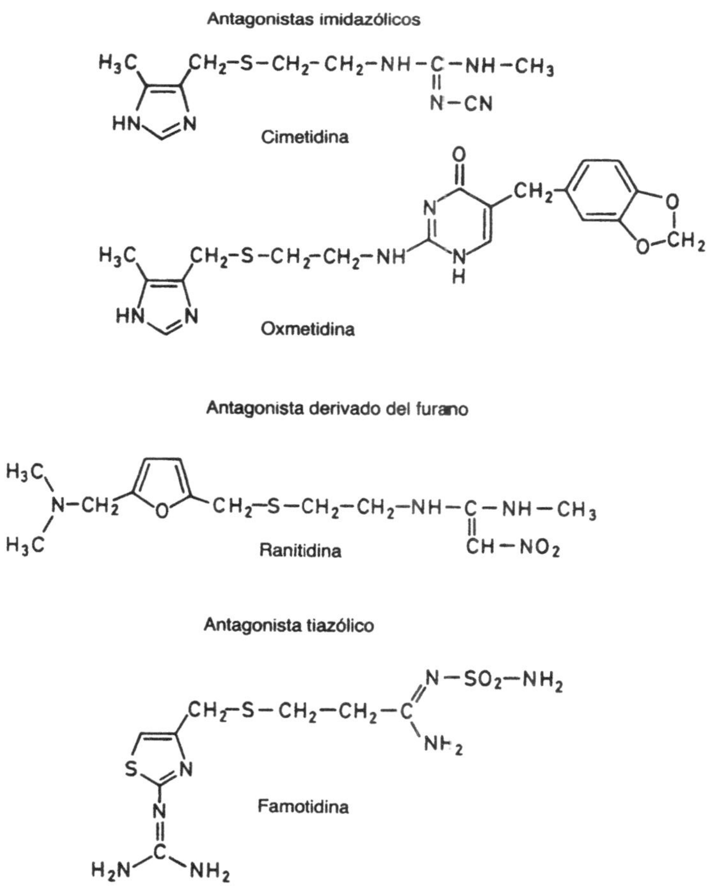


Fig. 4 Fórmulas estructurales de los bloqueantes $H_2$.

Los antagonistas de los receptores $H_2$ desarrollados hasta entonces eran derivados del imidazol. Durante algún tiempo se pensó que el anillo imidazólico era esencial para la actividad y selectividad del efecto antagonista $H_2$. Los últimos conocimientos han desechado esta hipótesis. Así, en los años 1981/1982 se introdujo la **ranitidina** como segundo bloqueante $H_2$, que, en lugar de un anillo imidazólico, posee un anillo furánico.

En los años 1985/1986 se ha autorizado para el tratamiento de la enfermedad ulcerosa un nuevo antagonista de los receptores histamínicos $H_2$, la **famotidina,** que constituye una combinación tiazólica. Un anillo de este tipo posee también la **nizatidina.**

Entre tanto, se han dado a conocer compuestos que en su estructura difieren totalmente de los bloqueantes hasta ahora empleados y que, a pesar de ello, poseen propiedades bloqueantes selectivas (fórmulas, en figura 4).

**Volumen de ventas de los bloqueantes $H_2$**

La importancia que este grupo de sustancias ha alcanzado durante el tiempo de su desarrollo se refleja claramente en la curva de ventas. En los años 1976/1977, se gastaron en el tratamiento de la úlcera, en todo el mundo, unos 300 millones de dólares. El desarrollo de las ventas de cimetidina ascendió, en los años siguientes, de forma espectacular, mientras que el resto de los antiulcerosos (antiácidos, anticolinérgicos, etc.) sólo lo hizo en grado discreto. En el año 1981 el

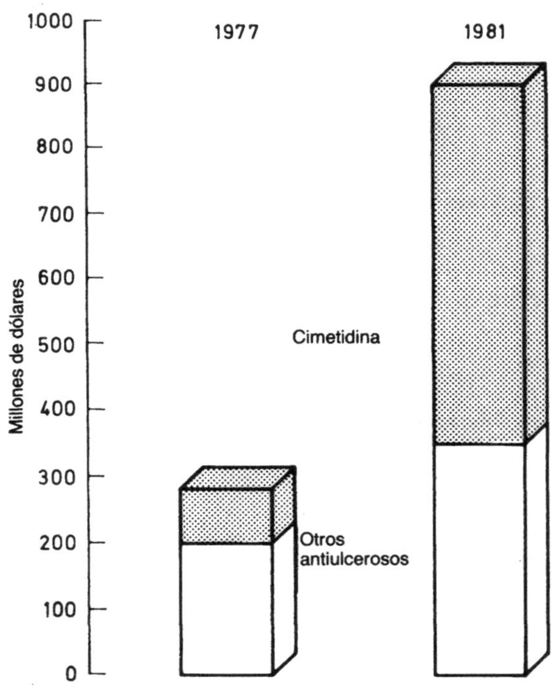


Fig. 5. Desarrollo de las ventas de cimetidina y otras sustancias antiulcerosas.

cuadro era el siguiente: el mercado se había ampliado a unos 900 millones de dólares, de los que casi los 2/3 correspondían a la cimetidina (Fig. 5).
Los antagonistas de los receptores $H_2$ (cimetidina, ranitidina) pertenecen actualmente al grupo de medicamentos de mayor consumo mundial. En el año 1984 estas sustancias se hallaban en el cuarto puesto de la lista de los medicamentos más vendidos, por detrás de los antirreumáticos no esteroides (ANE), con unas ventas totales de 1.200 millones de dólares. Ello es particularmente notable por existir sólo tres representantes de este principio activo (Fig. 6).

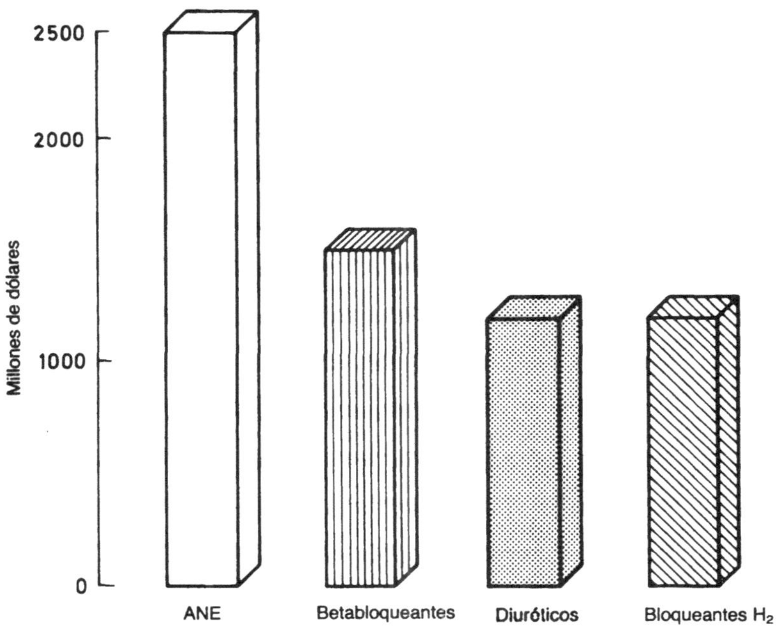


Fig. 6. Grupos terapéuticos más vendidos, en todo el mundo, el año 1984.

# 3. Perfil farmacológico

## 3.1 Farmacocinética

**Absorción, concentraciones plasmáticas y eliminación de los bloqueantes $H_2$**

**La cimetidina, la ranitidina** y **la famotidina** se absorben con relativa rapidez en el tracto gastrointestinal.

● La **biodisponibilidad** de estas sustancias se encuentra entre el 40 y el 80 %. Las concentraciones plasmáticas máximas se alcanzan a los 90 minutos, aproximadamente.

● 200 mg de cimetidina, 150 mg de ranitidina o 40 mg de famotidina producen **concentraciones plasmáticas** máximas de 700-1500 ng/ml, 400-600 ng/ml o 60-80 ng/ml, respectivamente.

● **El valor $IC_{50}$,** es decir, la concentración plasmática que inhibe la secreción ácida en un 50 %, es de

500-600 ng/ml, en la cimetidina,

100-200 ng/ml, en la ranitidina,

20-30 ng/ml, aproximadamente, en la famotidina.

Estos niveles plasmáticos descienden a las 3-4 horas, en el caso de la cimetidina, a las 8 horas, aproximadamente, en la ranitidina y pasadas unas 10 horas en el caso de la famotidina.

● La **vida media plasmática** de la cimetidina y la ranitidina es de unas 2,5 horas y la de la famotidina, de unas 3,4 horas.

● La **unión con las proteínas** de los tres antagonistas de los receptores $H_2$ es escasa y carece de interés.

● Los tres antagonistas se **eliminan** preferentemente por **vía renal:** entre el 50 y el 70 % de cimetidina, hasta un 50 % de ranitidina y casi un 50 % de famotidina se hallan en la orina de forma inmodificada.

A causa de la predominante eliminación renal, en enfermos con insuficiencia renal (creatinina $>$ 3,0 mg %) hay que adaptar las dosis de los tres antagonistas $H_2$.

En todos estos casos las dosis serán: la de cimetidina, de 400-600 mg/día,

la de ranitidina, 150 mg/día y

la de famotidina, 20 mg/día.

● En los enfermos sometidos a **diálisis** periódicas la administración del antagonista $H_2$ se hará después de la sesión de diálisis (tabla 2).

Tabla 2. Perfil farmacológico de cimetidina, ranitidina y famotidina

| | Cimetidina | Ranitidina | Famotidina |
|---|---|---|---|
| Biodisponibilidad | 60-80 % | 50-60 % | 40-45 % |
| Vida media de eliminación | ~ 2 h | ~ 2 h | ~ 3 h |
| Nivel plasmático para una inhibición de la acidez del 50 % | 500-600 ng/ml | 100-200 ng/ml | 20-30 ng/ml |
| Inhibición de la acidez en 24 horas | ~ 48 % | ~ 70 % | ~ 70 % |
| Eliminación renal (inmodificada) tras administración oral | 50 % | ~ 50 % | ~ 50 % |

## 3.2 Tipo de inhibición

**Los bloqueantes $H_2$ utilizados en clínica inhiben el efecto histamínico $H_2$**

En numerosos estudios in vivo e in vitro los tres antagonistas de los receptores $H_2$ se comportan como **inhibidores competitivos en los receptores** $H_2$. Para demostrar este efecto es útil, por ejemplo, la determinación de la secreción ácida humana a dosis crecientes de histamina, en presencia y ausencia del antagonista del receptor $H_2$. Resultados parecidos pueden obtenerse en los estudios realizados con preparaciones tisulares aisladas. En este caso, se utiliza la determinación de la actividad adenilatociclasa tanto en el material biópsico de la mucosa gástrica humana como en preparaciones glandulares aisladas de diversos animales de experimentación. En este último modelo experimental, el proceso secretor puede ser seguido mediante aminopirina marcada. Las cantidades de aminopirina almacenadas en las células parietales bajo la influencia de concentraciones crecientes de histamina reflejarán la capacidad secretora ácida de estas células.

● Como puede apreciarse en la figura 7, dosis crecientes de histamina y pentagastrina dan lugar a un **aumento** de la secreción ácida humana en función de la dosis administrada.

● La administración adicional de **ranitidina** desvía la relación dosis-efecto de histamina en forma paralela hacia la derecha. Esto corresponde a un tipo competitivo de inhibición. La secreción ácida producida por la pentagastrina resulta igualmente inhibida por la ranitidina, si bien en este caso la inhibición no es competitiva.

En glándulas aisladas de la tuberosidad gástrica del conejo se ha hallado también una desviación hacia la derecha de la curva dosis-efecto inducida por la histamina, en una forma igualmente paralela, en los casos en que se realizó una preincubación de 45 minutos con famotidina (Fig. 8). Este estudio indica también un tipo competitivo de inhibición. Los tres antagonistas de los receptores $H_2$ han mostrado además en estos experimentos una reversibilidad del efecto inhibidor relativamente rápida.

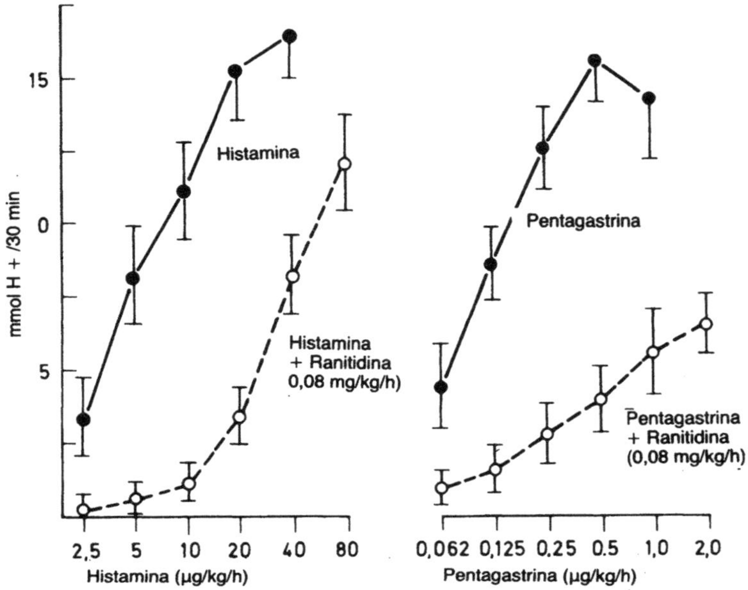


Fig. 7. Influencia de la ranitidina iv. sobre la secreción ácida humana estimulada por la histamina (izquierda) y pentagastrina (derecha). La dosis del bloqueante $H_2$ fue constante y consistió en 0,08 mg/kg/h (según Sewing y cols., 1981).

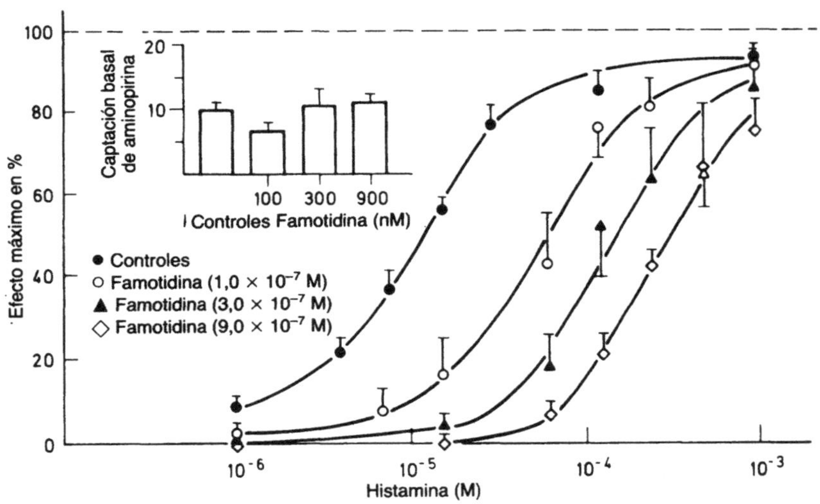


Fig. 8. Comportamiento inhibidor competitivo de la famotidina frente a la histamina. Estudios de acumulación de aminopirina en glándulas aisladas de la tuberosidad gástrica del conejo. La gráfica de columnas muestra el efecto de las dosis crecientes de famotidina sobre la captación basal de aminopirina (según Shepherd-Rose, Pendleton, 1984).

# 3.3 Actividad antisecretora

## 3.3.1 Método de estudio

**Mediciones de la secreción ácida**

● **Mediciones intragástricas de la acidez:** Mediante la determinación de la **actividad $H^+$** del jugo gástrico a lo largo de 24 horas, es posible calcular con cierta seguridad la intensidad y duración de efecto de sustancias antisecretoras, especialmente también durante las horas nocturnas. Estos estudios se realizan en voluntarios sanos o en enfermos con úlcera duodenal inactiva.

Durante todos los días del ensayo, las características del estudio, la alimentación y las variables externas deben ser idénticas. El desayuno, la comida, la cena y cualquier otra comida intermedia han de realizarse siempre en el mismo momento. A lo largo del ensayo, se extraerán con sonda nasogástrica 5-10 ml de jugo gástrico cada hora. El pH de la muestra se determinará con un electrodo de cristal y un pehachímetro, haciéndose el cálculo de la actividad $H^+$ en mmol $H^+/L$ (Fig. 9).

● **Secreción ácida basal y tras estimulación con pentagastrina:** La determinación de la secreción ácida basal y la producida por pentagastrina es también muy útil para calcular la potencia antisecretora de los antagonistas de los receptores $H_2$.

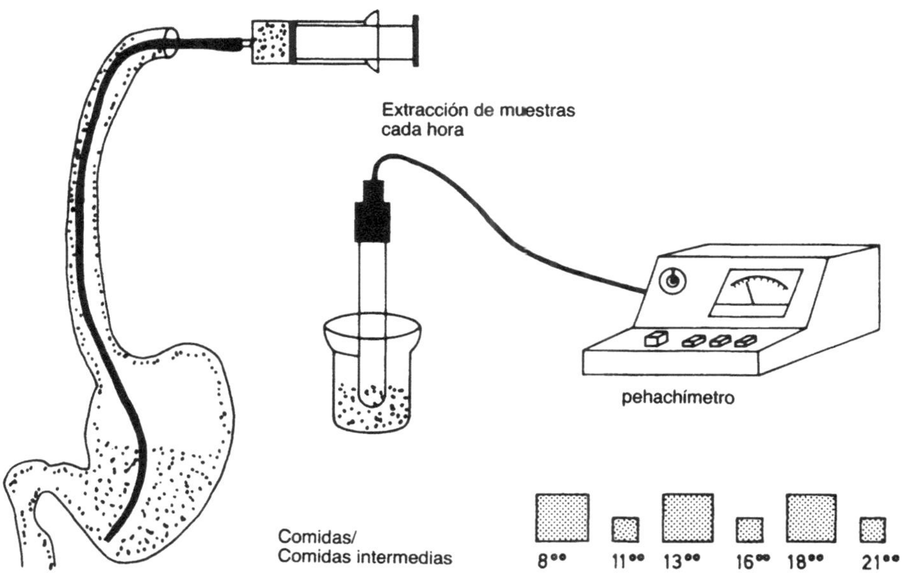


Fig. 9. Representación esquemática del método de determinación de la ácidez gástrica de 24 horas en el hombre.

Por lo regular el método consiste en colocar una sonda gástrica a probandos o enfermos con úlcera duodenal inactiva pasadas doce horas de ayuno nocturno. Tras aspiración del jugo existente, se extrae jugo cada 15 minutos durante un período de una hora (secreción basal). A continuación y durante los siguientes 60-90 minutos se perfunde pentagastrina de forma continuada en dosis de 0,6-1,5 mcg/kg/p.c./h.

Con una dosis de 1,5 mcg/kg/p.c./h se obtiene la máxima estimulación secretora en el hombre. Se recoge de nuevo el jugo gástrico en cuatro períodos de 15 minutos, se mide el volumen de secreción y se determina la actividad de los iones $H^+$ mediante titulación con 0,1 NaOH normal a pH de 7,0. Los bloqueantes $H_2$ se administran antes del inicio de la prueba en períodos definidos de tiempo.

Otros métodos son la medición de la secreción estimulada por el alimento o la inducida por estímulos de alimentación simulada.

### 3.3.2 Acidez intragástrica de 24 horas

● Dentro de los análisis de la secreción ácida mencionados, la medición de la **acidez intragástrica de 24 horas** tiene un especial interés por su gran valor demostrativo.

Aquí puede observarse la acidez durante el día y la noche en condiciones casi fisiológicas. Estas mediciones han sido realizadas para cada uno de los tres bloqueantes $H_2$ por diversos grupos de trabajo.

► La cimetidina fue introducida inicialmente en el tratamiento de la úlcera con una dosificación de cuatro tomas diarias (en Europa, 3 veces 200 mg/día y 1 toma de 400 mg por la noche; en USA, 4 veces 300 mg/día).

► Para la ranitidina se recomendó una dosis de 150 mg, 2 veces al día.

**1000 mg de cimetidina frente a 300 mg de ranitidina**

Si se comparan 1000 mg de cimetidina diarios con 2 tomas de 150 mg de ranitidina al día, en enfermos con úlcera duodenal inactiva, el perfil de acidez que se observa es el que reproduce la figura 10.

● **Ambos bloqueantes $H_2$ bloquean la secreción ácida de día y de noche.**

● Con **la ranitidina** se obtiene una inhibición más intensa de la actividad $H^+$. Lo mismo es válido para el período nocturno (de 24 a 7 horas).

● Con **la cimetidina** la reducción de la actividad $H^+$ de 24 horas es de aproximadamente un 45-50 %, mientras que con la ranitidina la disminución de la secreción llega a un 70 % (Fig. 11).

**Una dosis única por la noche**

Si se administra la dosis diaria del bloqueante $H_2$ (800 mg de cimetidina, 300 mg de ranitidina, 40 mg de famotidina) exclusivamente por la noche (después de las 19 horas) se obtendrá una disminución de la actividad $H^+$ nocturna (entre las 23 y las 7 horas) (Fig. 12). Así la inhibición de la actividad $H^+$ nocturna fue como sigue:

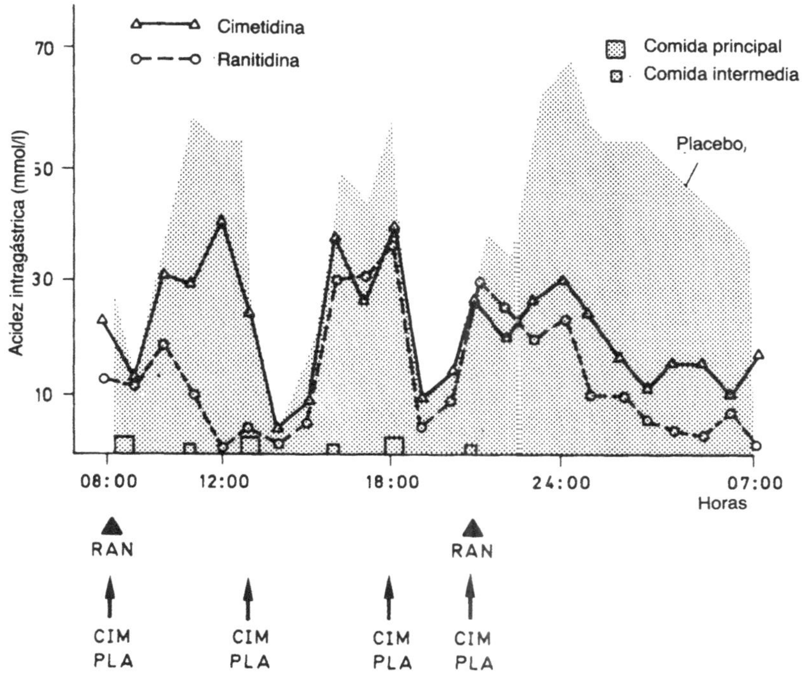


Fig. 10. Efecto de 2 × 150 mg de ranitidina oral, 5 × 200 mg cimetidina oral y placebo sobre la acidez intragástrica de 24 horas en enfermos con úlcera duodenal inactiva (n = 10) (según Walt y cols., 1981).

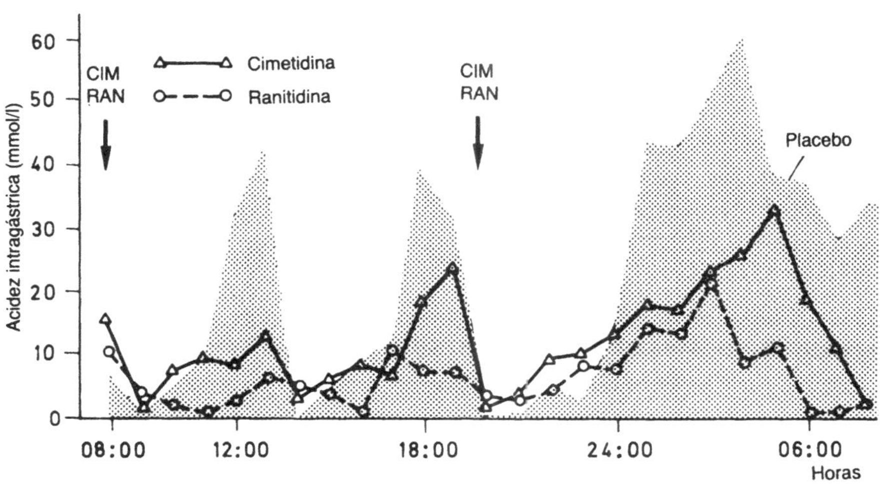


Fig. 11. Efecto de 2 × 150 mg de ranitidina oral, 2 × 400 mg de cimetidina oral y placebo sobre la acidez intragástrica de 24 horas en voluntarios sanos (n = 8) (según Dammann y cols., 1983).

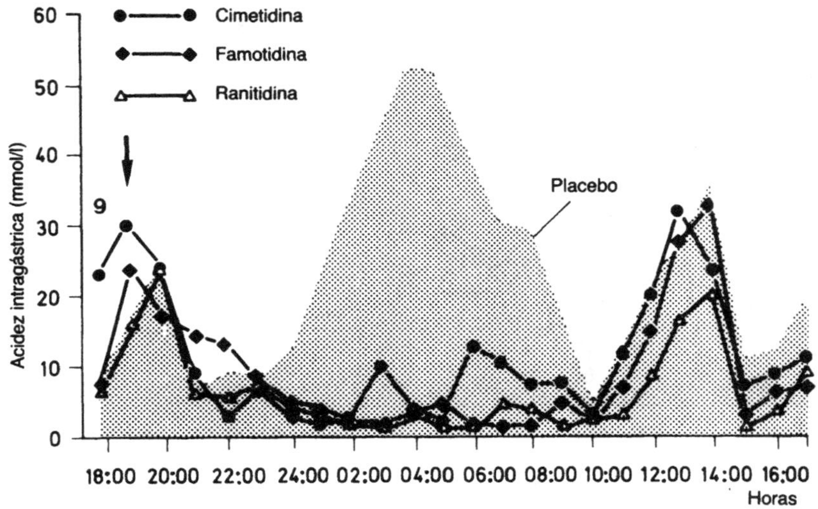


Fig. 12. Efecto de 300 mg de ranitina, 800 mg de cimetidina, 40 mg de famotidina y placebo, administrados por la noche (19 horas), sobre la acidez intragástrica de 24 horas en 8 voluntarios sanos (según Dammann y cols., 1984).

con 800 mg de cimetidina, entre el 70 y el 80 %
con 300 mg de ranitidina y
con 40 mg de famotidina, entre el 80 y el 95 %.

La ranitidina y la famotidina, al contrario de la cimetidina, tienen efecto aún durante algunas horas del día siguiente. Así, la actividad $H^+$ se hallaba inhibida en un 25 % entre las 8 y las 12 horas. En las horas de la tarde no se apreció actividad antisecretora en ambas sustancias.

De forma similar a la cimetidina se comportan 600 mg de etintidina y 300 mg de nizatidina por la noche; ambas sustancias reducen exclusivamente la acidez intragástrica durante las horas nocturnas (tabla 3).

Comparando esta nueva forma de dosificación con la anterior de 2 tomas diarias, se observa que la acidez total intragástrica de 24 horas es inhibida en idéntica medida. Con la dosis única nocturna, la inhibición de la acidez se realiza preferentemente durante las horas de la noche, lo cual es deseable al ser la secreción nocturna el factor más importante en la génesis de la úlcera péptica.

Tabla 3. Porcentajes de inhibición de la acidez intragástrica por bloqueantes $H_2$ administrados en una sola dosis por la noche. Resultados en 10 probandos sanos.

| | Noche (23-7 horas) | Día (8-22 horas) |
|---|---|---|
| Famotidina 40 mg, noche | 89 % | 27 % |
| Ranitidina 300 mg, noche | 95 % | 25 % |
| Cimetidina 800 mg, noche | 67 % | 0 % |
| Etintidina 600 mg, noche | 84 % | 0 % |
| Nizatidina 300 mg, noche | 79 % | 0 % |

### 3.3.3 Tests de estimulación con pentagastrina

**Duración del efecto de los bloqueantes $H_2$**

De las pruebas de estimulación con pentagastrina se deduce también que la duración del efecto de una dosis diaria de un bloqueante $H_2$ tiene un límite de 8-14 horas.

Como se aprecia en la figura 13, la secreción basal ácida, 8 horas después de la toma de 800 mg de cimetidina, 300 mg de ranitidina o 600 mg de etintidina (administrados a las 22 horas), experimentó una reducción del 70 al 83 %. No obstante, un efecto inhibidor de la secreción estimulada con pentagastrina a las nueve horas de ingestión del medicamento, solamente se apreció con 300 mg de ranitidina administrados por la noche, sin que hubiera respuesta alguna con etintidina y cimetidina.

En la figura 14 se muestra que 300 mg de ranitidina y 40 mg de famotidina, administrados por la noche, tienen una acción antisecretora más prolongada. La secreción basal disminuyó en un 75 % 12 horas después de la toma de ambos medicamentos. La secreción inducida por pentagastrina presentaba aún una inhibición de un 25 % 13 horas después de la administración de los dos medicamentos probados. 8 horas más tarde, con 300 mg de ranitidina o 40 mg de famotidina, ambos administrados por la noche, no se apreció efecto alguno sobre la secreción inducida por pentagastrina.

Tratamientos de 28 días de duración con 300 mg de ranitidina, 40 mg de famotidina o 600 mg de etintidina, todos administrados por la noche, no produjeron acumulación de efecto; al suspender la medicación, tampoco se apreció hiperacidez reactiva (Fig. 15).

Secreción basal ácida a las 8-9 h. después de la toma del medicamento.

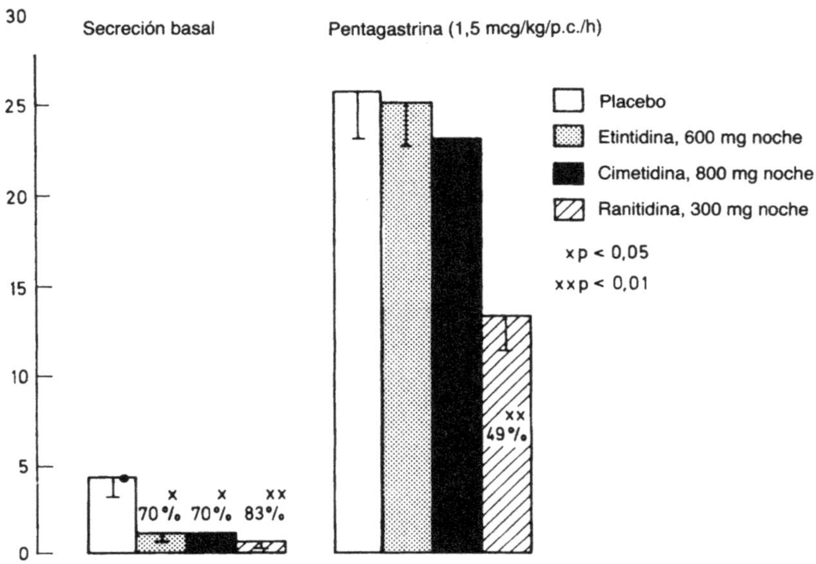


Fig. 13. Influencia de una dosis nocturna de bloqueantes $H_2$ sobre la secreción ácida basal y la inducida por pentagastrina.

Conclusión:

A **dosis terapéutica**, la ranitidina y la famotidina inhiben la acidez intragástrica de 24 horas, en sujetos con alimentación normal, en una medida significativamente más intensa que la cimetidina, la etintidina y la nizatidina.

La inhibición es de un 65-70 % con **ranitidina** y **famotidina**, mientras que con **cimetidina**, **etintidina** y **nizatidina** se halla entre un 40 y un 50 %.

La toma nocturna de la dosis diaria de los bloqueantes $H_2$ da lugar a una reducción de la acidez intragástrica que es comparable a la producida si la dosis se administra en dos veces.

► La dosis única por la noche influye lógicamente en la **secreción nocturna**, sin que se modifique el nivel fisiológico de la acidez diurna (Fig. 16).

Se ignora por el momento si la anulación completa de la secreción durante el día y la noche, como ya es posible por primera vez con el inhibidor de la bomba de protones omeprazol o con dosis altas de ranitidina (2 veces 300 mg al día), representa alguna ventaja clínica para algún grupo determinado de enfermos o de cuadros clínicos.

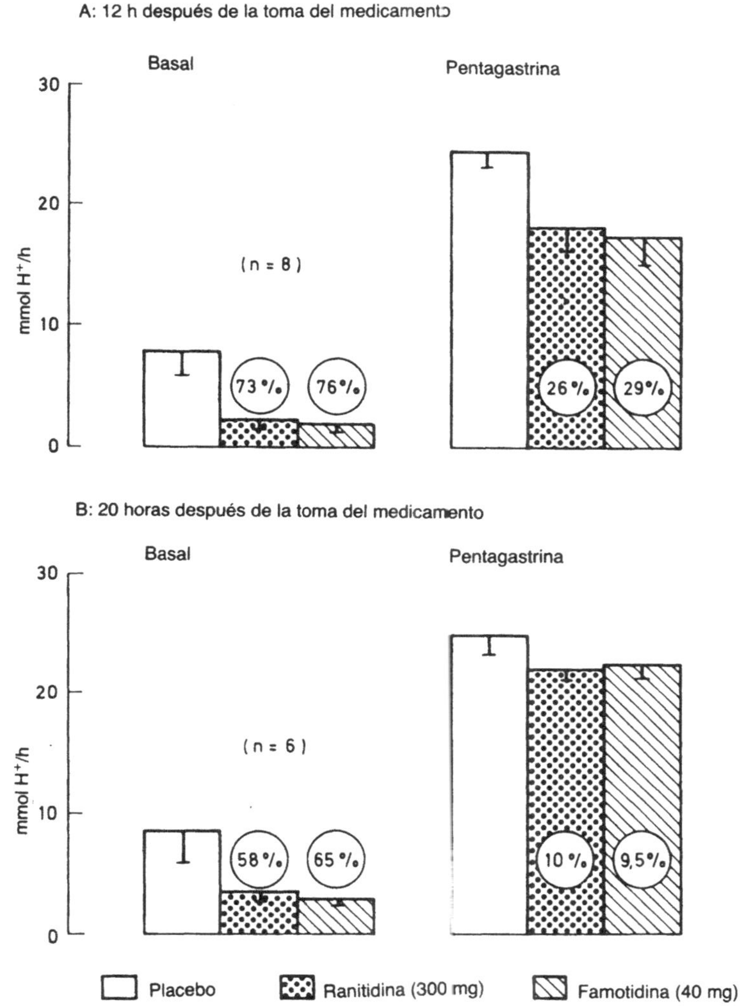


Fig. 14. Secreción ácida basal e inducida por pentagastrina 12 y 20 horas y 13 y 21 horas después de una dosis oral de 300 mg de ranitidina, 40 mg de famotidina o placebo en probandos sanos ($\bar{x} \pm DS$).

## 3.3.4 Inhibición de la secreción en fumadores

Las úlceras duodenales curan más lentamente en los fumadores tratados con bloqueantes $H_2$ que en los no fumadores. También en los fumadores sometidos a tratamientos de larga duración suelen ser más altas las tasas de recidiva. La causa de ello puede encontrarse en un efecto más débil de los bloqueantes $H_2$ sobre la secreción nocturna de los fumadores.

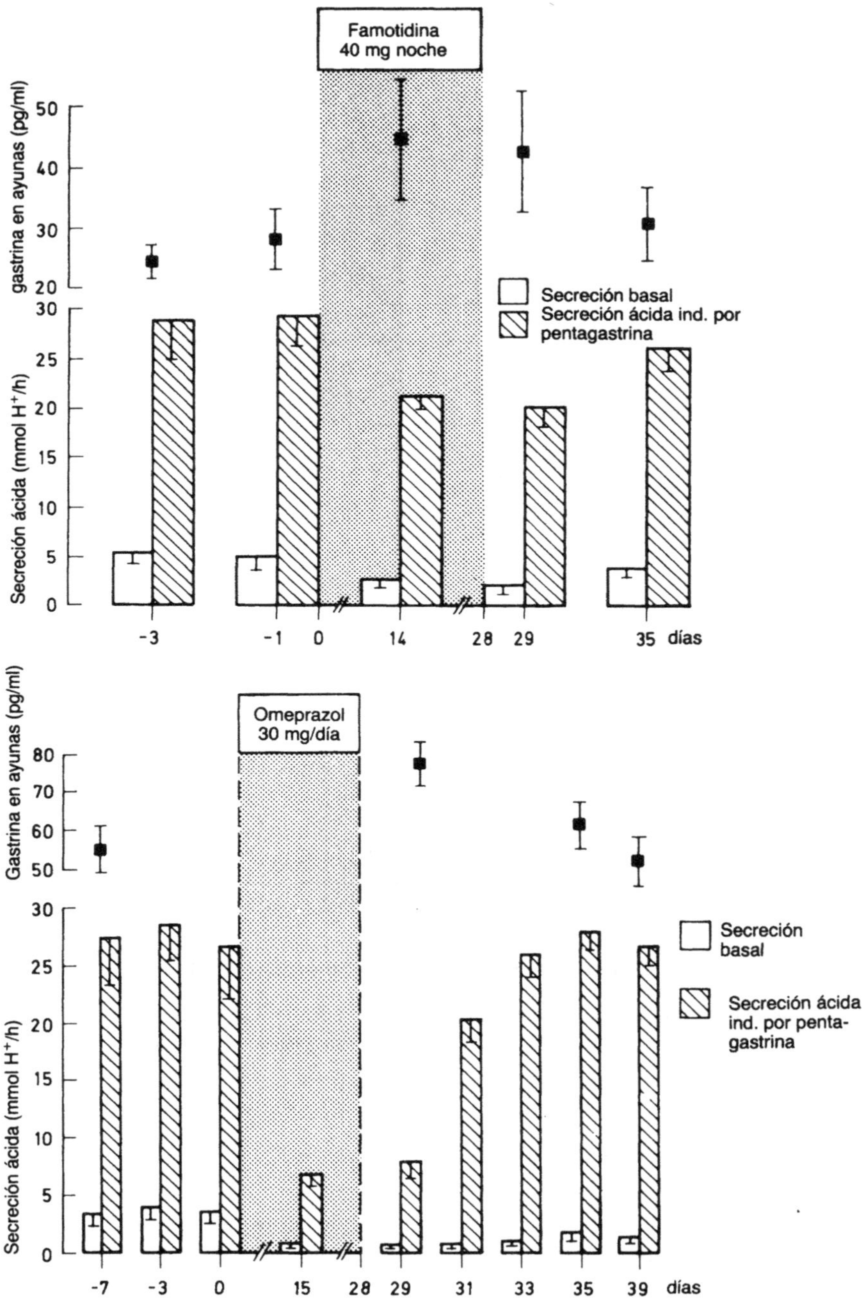


Fig. 15. Secreción ácida y valores de gastrina en ayunas antes, durante y tras un tratamiento de 28 días con famotidina (40 mg, noche) o omeprazol (30 mg/día) en 8 probandos sanos. Se indican los valores medios ± DS.

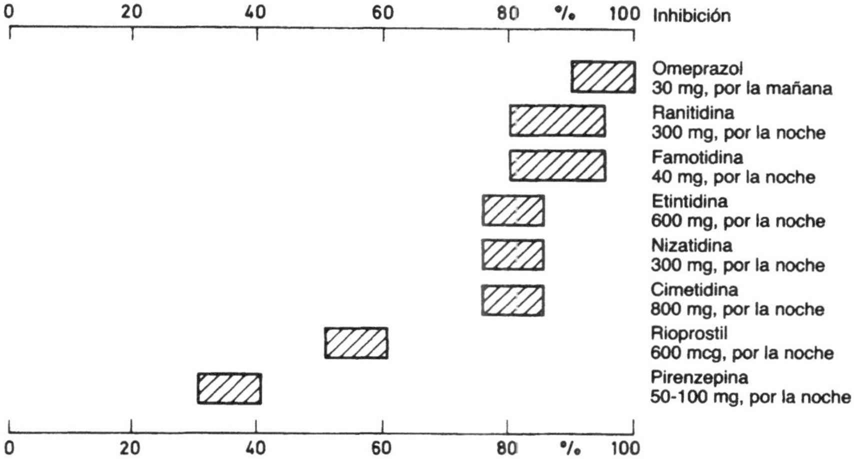


Fig. 16. Inhibición de la acidez noturna intragástrica por sustancias antisecretoras administradas en una única dosis diaria. Una recopilación.

**Reducción del efecto inhibidor de los bloqueantes $H_2$ en fumadores**

En un estudio realizado por nosotros se han comprobado y ampliado estos hallazgos. El estudio se llevó a cabo en probandos sanos que eran fumadores desde hacía muchos años. Durante tres días, debían fumar veinte cigarrillos diarios, con un contenido en nicotina de cada cigarrillo de 0,8 mg; entre las 8 y las 18 horas, el número de cigarrillos con filtro fumados había de ser de 12 y entre las 8 y las 24 horas, de 8. Durante un período similar de tiempo los probandos debían abstenerse de fumar.

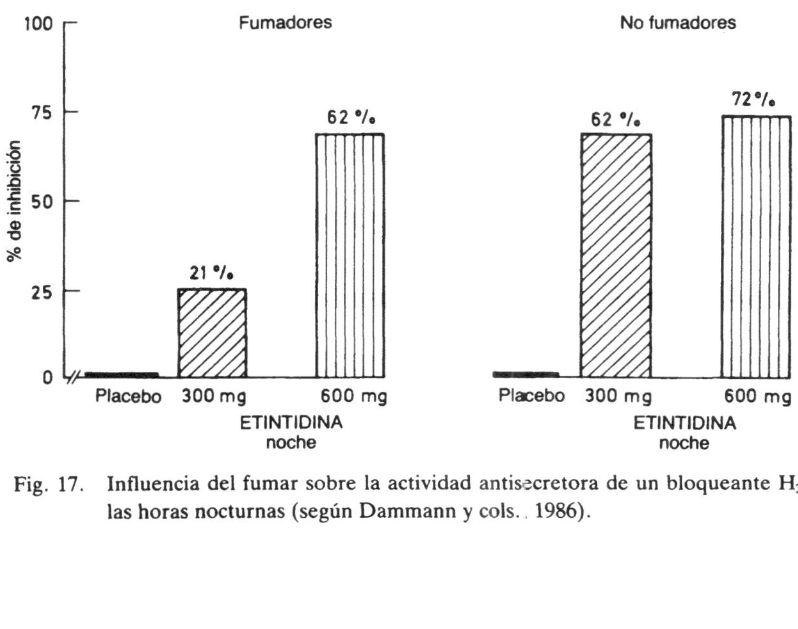


Fig. 17. Influencia del fumar sobre la actividad antisecretora de un bloqueante $H_2$ durante las horas nocturnas (según Dammann y cols., 1986).

Como se observa en la figura 17, la inhibición media de la actividad $H^+$ nocturna, con 300 mg de etintidina, es del 21 % cuando se fuma, frente al 61 % cuando no se fuma. Si la dosis de la sustancia se eleva a 600 mg, los valores correspondientes son del 62 y 72 %, respectivamente.

Ello significa que la menor actividad inhibidora de un bloqueante $H_2$ que se aprecia en los fumadores puede ser corregida mediante duplicación de la dosis.

# 4. Interacciones

La administración simultánea de bloqueantes $H_2$ y otros medicamentos puede ocasionar interacciones no deseadas en la absorción, distribución y eliminación. Al tratarse de sustancias muy empleadas, el conocimiento de estas posibles interacciones tiene una gran importancia práctica.

## 4.1 Absorción

**Alteraciones de la absorción**

Los **bloqueantes** $H_2$ inhiben la secreción gástrica y aumentan con ello el pH intragástrico. Los fármacos que se absorben en medio ácido preponderantemente de forma no disociada, pueden ver alterada así su absorción. En principio no se aprecian diferencias en el proceso de absorción entre los diversos bloqueantes. El antimicótico ketoconazol presenta una disminución de la biodisponibilidad, en relación con el pH gástrico, que tiene cierta relevancia clínica, si se administra simultáneamente con un bloqueante $H_2$. También se ha observado un aumento de la biodisponibilidad de midazolam en tratamientos con ranitidina, ignorándose por el momento si ello es debido al mismo mecanismo.

En el caso de otros fármacos como ácido acetilsalicílico, prednisolona, tetraciclina, bencilpenicilina, ampicilina, etc., no se han demostrado interacciones en el plano de la absorción. La asociación de cimetidina con clorpromacina o indometacina disminuye el nivel plasmático de ambos medicamentos, sin que, en el último caso, se produzca un cambio en la actividad antiinflamatoria (tablas 4 y 5).

La **biodisponibilidad de los bloqueantes** $H_2$ puede ser aumentada o disminuida con la ingestión simultánea de anticolinérgicos o antiácidos.

Los resultados publicados hasta el momento no son uniformes. En caso necesario, los antiácidos se administrarán a horas distintas que los bloqueantes $H_2$.

Tabla 4. Posibilidades de interacción de los antagonistas de los receptores $H_2$ (cimetidina, ranitidina, famotidina) (según Klotz)

| A | B | C |
|---|---|---|
| Aumento del pH gástrico hasta 3-5 | Eliminación por secreción tubular activa | Unión, con afinidad diversa, al sistema citocromo P 450 |
| ↓ | ↓ | ↓ |
| Alteración de la absorción o de la estabilidad ácida | «Rivalidad» competitiva en relación con el sistema de transporte para bases | Bloqueo del coenzima que regula el metabolismo del fármaco |

Tabla 5. Aumento del pH gástrico inducido por bloqueantes $H_2$ (según Klotz)

**El aumento del pH gástrico inducido por bloqueantes $H_2$ origina:**

| con fármacos débilmente básicos | con fármacos débilmente ácidos | con fármacos acidolábiles |
|---|---|---|
| ↓ | ↓ | ↓ |
| Ionización ↓<br>Solubilidad ↓ → Absorción | Ionización ↑<br>↓ solubilidad ↑ → Absorción ↑ | Absorción ↑ |
| Tetraciclinas (30-40 % ↓) | Aspirina-Salicilatos ↑ (66 % ↑) | Penicilinas (?) |
| Ketoconazol (65 % ↓) | Midazolam | |

## 4.2 Eliminación hepática

**Bloqueante $H_2$ y sistema enzimático microsómico del hígado**

Los estudios in vitro con microsomas hepáticos han demostrado que, en relación con la estructura de los bloqueantes $H_2$, existe una afinidad variable hacia el citocromo P 450, coenzima esencial del metabolismo de los fármacos.

El anillo imidazólico de la cimetidina posee una peculiar significación para la unión al citocromo P 450, ya que la sustancia precursora metiamida así como la etintidina —ambos derivados imidazólicos— inhiben también el metabolismo del medicamento. De acuerdo con nuevos conocimientos, tanto el anillo imidazólico como la cadena lateral de cianoguanidina se unen a la molécula Hem del complejo citocromo (Fig. 18).

Mientras que la **cimetidina** por aposición al citocromo P 450 «bloquea», al menos en parte, el metabolismo de otros medicamentos, **la ranitidina** y **la famotidina** presentan una afinidad muy escasa a este importante coenzima. No es por tanto extraño que la cimetidina inhiba entre un 30 y un 50 % la eliminación hepática de numerosos medicamentos, mientras que la ranitidina y la famotidina, a dosis terapéuticas, carece de este tipo de interacción.

El resultado de esta inhibición metabólica es el aumento de la concentración plasmática del medicamento en cuestión con la administración simultánea de cimetidina.

El efecto inhibidor de la cimetidina sobre el metabolismo oxidativo de los medicamentos (la llamada reacción de fase 1) está en relación directa con la dosis y es bastante marcado si existe una inducción enzimática previa (como por ejemplo, por rifampicina). Este efecto es independiente de la duración del tratamiento y de similar intensidad en personas jóvenes y mayores.

No se han descrito hasta el momento interacciones de importancia entre los antagonistas $H_2$ y las reacciones de fase 2, como, por ejemplo, unión con ácido glucurónico, etc.

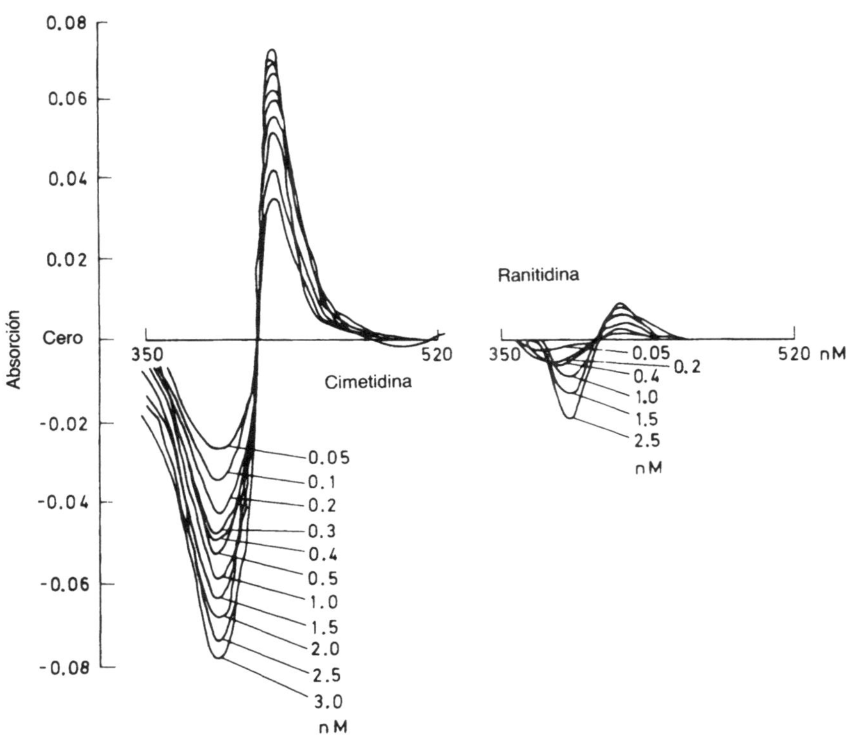


Fig. 18. Espectros de absorción de microsomas hepáticos de la rata en presencia de ranitidina y cimetidina (según Brittain y cols., 1982).

El efecto inhibidor de la cimetidina se utiliza en farmacología experimental para reducir los efectos hepatotóxicos de determinadas sustancias como, por ejemplo, tetracloruro de cocaína y paracetamol. Estas sustancias son transformadas en una primera fase en metabolitos tóxicos por un sistema oxigenasa que contiene citocromo P 450.

No se conoce si la **cimetidina** ha sido utilizada alguna vez con éxito en casos de sobredosis, accidental o con intención suicida, de paracetamol.

**¿Efecto sobre la circulación hepática?**

Ha sido objeto de controversia en qué medida los bloqueantes $H_2$ afectan la circulación sanguíneo-hepática. Este efecto puede tener interés en medicamentos que se eliminan preferentemente a través del hígado, como lidocaína y propranolol. El motivo de que no exista unanimidad sobre el tema estriba en que la exploración de la circulación hepática se hace con métodos no invasivos.

La metabolización de medicamentos con elevado aclaramiento hepático no se modifica al administrar ranitidina o famotidina. Esto permite reconocer que el efecto inhibidor de cimetidina sobre el sistema oxigenasa que contiene citocromo P 450 es de mucha más importancia que el efecto, siempre discutido y en todo caso dudoso, de los bloqueantes $H_2$ sobre la circulación sanguínea del hígado.

A pesar de que en estudios experimentales con humanos se han descrito interacciones con numerosos medicamentos al administrar simultáneamente cimetidina, hay que dejar constancia de que tales interacciones sólo tuvieron relevancia clínica en contados casos. Como era de esperar, se trataba de medicamentos con escaso margen terapéutico como, por ejemplo, lidocaína, warfarina y preparados teofilínicos (tabla 6).

En la bibliografía existen algunos informes sobre posibles interacciones entre la ranitidina, por un lado, y metoprolol, nifedipina o teofilina, por otro. Estos hallazgos no han podido ser confirmados por otros autores.

Las observaciones realizadas indican que 300 mg de ranitidina, administrados por la noche, no inhiben el metabolismo de los medicamentos en el hígado y que el efecto inhibidor de 800 mg de cimetidina, tomados por la noche, es menos marcado, en comparación, que el de 2 dosis diarias de 400 mg.

Tabla 6. Influencia de la cimetidina sobre la eliminación hepática (según Klotz)

| Son inhibidos (CL ↓ ≈ 30-50 %) | | Sin efecto |
|---|---|---|
| Acenocumarol | Metoprolol | Aspirina |
| Alcohol | Metronidazol | Dapson |
| Alzaprolam | Nifedipina | Ibuprofen |
| Antipirina | Nitracepam | Lorazepam |
| Carbamacepina | Petidina | Misonidazol |
| Quinidina | Fenandiona | Morfina |
| Clordiacepóxido | Fenitoína | Nortriptilina |
| Clormetiazol | Procainamida | Oxacepam |
| Clobazam | Propranolol | Paracetamol |
| Cafeína | Teofilina | Penbutolol (13 % ↓) |
| Desmetildiacepam | Triazolam | Fenprocumon |
| Imipramina | Acido valproico | Pindolol (23 % ↓) |
| Labetalol | Verapamil | Prednisolona |
| Lidocaína | Warfarina | Temazepam |
| | | Tolbutamida (?) |

(CL = clearance sistémico)

## 4.3 Eliminación renal

La cimetidina, la ranitidina y la famotidina se eliminan además de forma activa por vía tubular como fármacos básicos. De acuerdo con ello no puede excluirse la posibilidad de una alteración de esta vía de eliminación si estos productos se administran a la vez con otras sustancias básicas. Los primeros ejemplos de estas interacciones fueron las que se observaron entre procainamida y cimetidina o entre teofilina y cimetidina. El aclaramiento renal de procainamida y N-acetilprocainamida se reduce con cimetidina y ranitidina, lo cual conduce a un aumento del área bajo la curva (AUC) de tiempo/concentración plasmática de alrededor de un 60-80 % y un 20-30 %, respectivamente. Las elevaciones de la creatinina descritas en tratamientos con cimetidina —y también, aunque raramente, con ranitidina— deben obedecer al mismo mecanismo. El menor efecto de la ranitidina se explica por la menor cantidad de sustancia administrada (300 mg frente a 800 mg). La menor dosificación de la famotidina (40 mg) —8 veces inferior a la de la ranitidina— parece excluir toda influencia sobre este sistema de transporte renal.

**Trastorno de la eliminación renal**
- **Cimetidina** ++
- **Ranitidina** +
- **Famotidina** –

Conclusiones:
Desde el punto de vista cuantitativo, destacan las interacciones entre bloqueantes $H_2$ y medicamentos, basadas en una inhibición del sistema monooxigenasa del hígado. El comienzo rápido y la reversibilidad inmediata tras la interrupción del tratamiento indican un fenómeno bioquímico funcional.

Existiendo diferencias en este punto entre los antagonistas $H_2$ actualmente disponibles, en enfermos con polipatología que necesitan ser tratados con varios medicamentos, debe preferirse el bloqueante $H_2$ que esté exento de acciones desfavorables sobre la eliminación hepática.

# 5. Acciones endocrinas

**Hormonas hipofisarias**

La amina biógena histamina se halla en el cerebro en una elevada concentración. Esta amina, a través de una activación de los receptores $H_1$ y $H_2$, parece jugar un papel decisivo en la liberación de importantes hormonas del lóbulo anterior de la hipófisis.

En efecto, se han descrito **acciones endocrinas** de la cimetidina, referidas particularmente al lóbulo anterior de la hipófisis.

La inyección intravenosa en forma de bolus de dosis terapéuticas de cimetidina (200 mg y más) producen en el hombre —con más intensidad que en la mujer— una elevación corta y significativa del nivel sérico de prolactina. Por vía oral no son tan demostrativos estos efectos. La cimetidina no influye en la liberación de otras hormonas hipofisarias como LH, FSH y TSH.

La administración oral de una dosis de hasta 450 mg de ranitidina no modifica el nivel plasmático de prolactina, TSH, LH y FSH. Por el contrario, la inyección intravenosa de dosis elevadas de ranitidina (300 mg) produce una elevación de corta duración de la prolactina basal sérica. A dosis terapéuticas (50-100 mg iv.) no se aprecian estos efectos (Fig. 19).

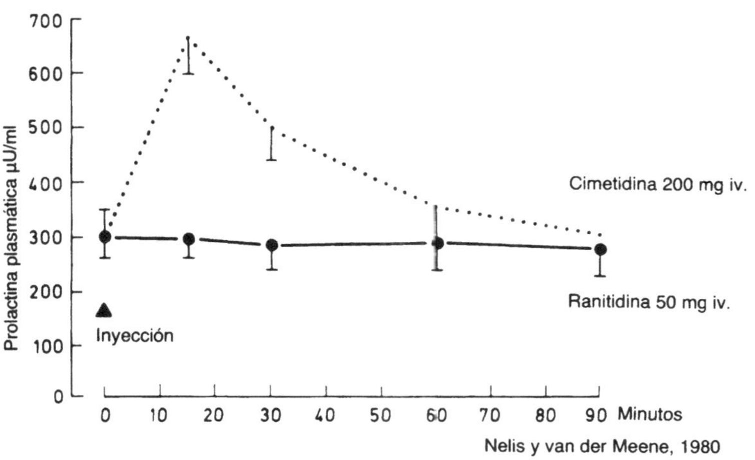


Fig. 19. Influencia de las dosis terapéuticas de cimetidina iv. y ranitidina iv. sobre el nivel plasmático de prolactina.

La administración continuada de **ranitidina** no produce alteración de los valores de prolactina, gonadotropina y TSH, tanto basales como por estimulación de RH.

Tampoco **la famotidina,** en administración esporádica (hasta 120 mg) o continuada, tiene efecto sobre el sistema del lóbulo anterior de la hipófisis (Fig. 20). Dosis de 20 mg de famotidina, por vía intravenosa, no producen modificación alguna en el nivel basal de prolactina y otras hormonas del lóbulo anterior de la hipófisis.

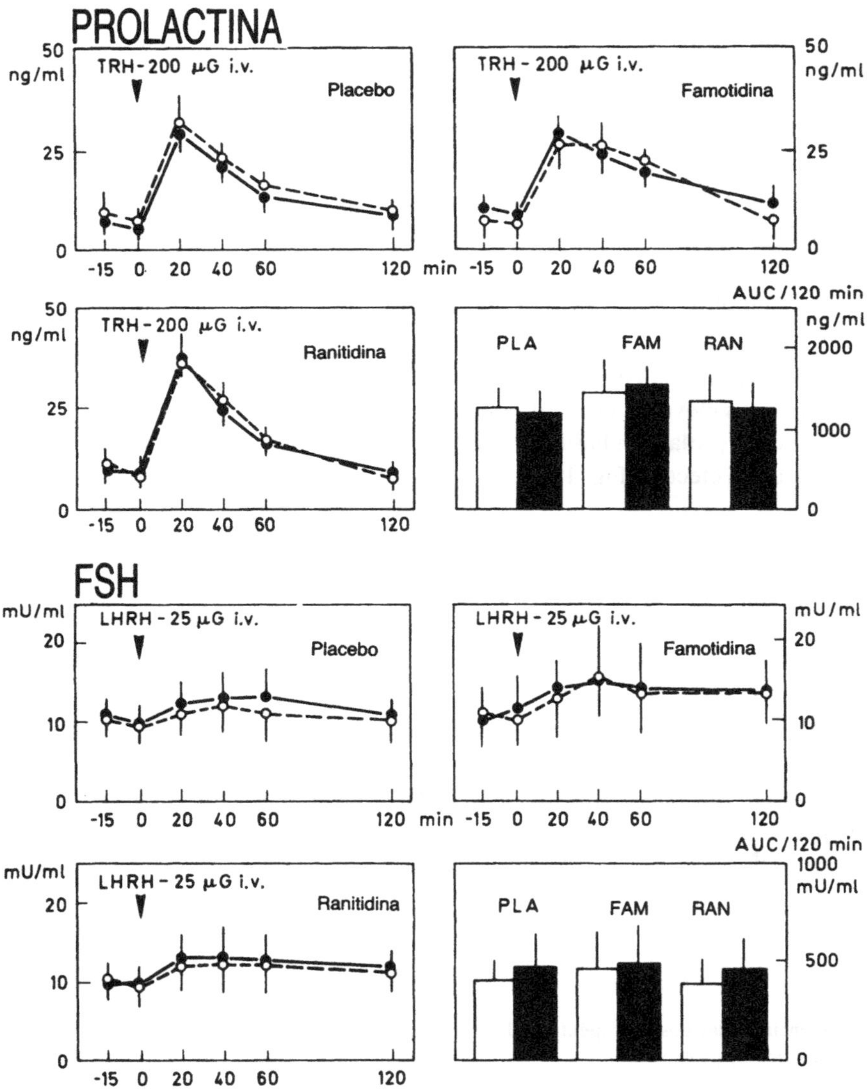

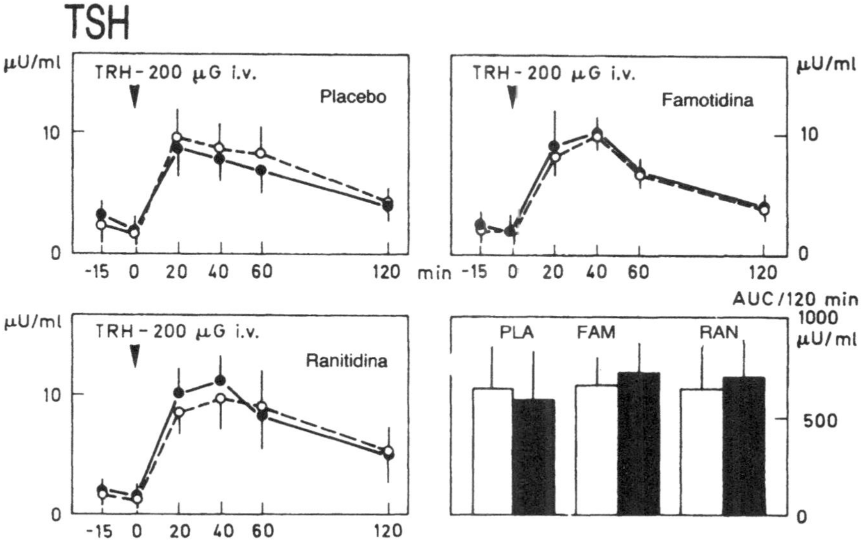


Fig. 20. Valores séricos de prolactina basal y estimulada, FSH y TSH (valor medio ± DS) antes (□0---0) y después (■ •—•) de 4 semanas de tratamiento con placebo, 40 mg de famotidina (noche) y 300 mg de ranitidina (noche) en grupos de 5 enfermos masculinos, respectivamente.

**Efecto antiandrogénico**

**La cimetidina** posee in vitro e in vivo propiedades antiandrogénicas. Como posible mecanismo se considera el desplazamiento de dihidrotestosterona de sus puntos de unión con los receptores en los tejidos sensibles a los andrógenos (Fig. 21). Las consecuencias de este menor aporte de testosterona a las células

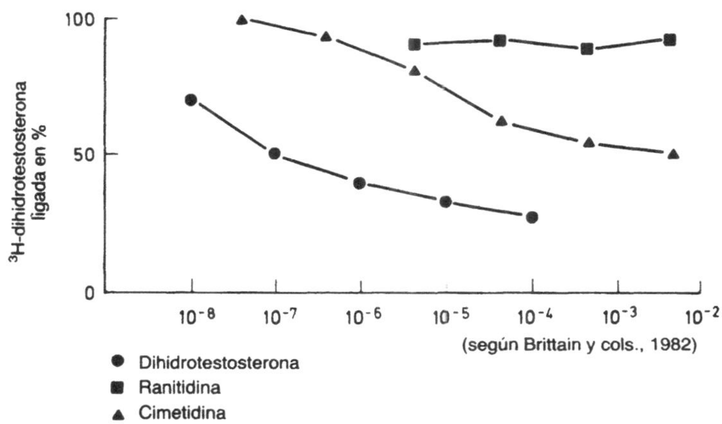


Fig. 21. Desplazamiento de $^{3}H$-dihidrotestosterona de sus puntos de unión en el tejido renal del ratón producido por cimetidina sin que se observe con ranitidina.

son un menor efecto de la testosterona a nivel celular y (raramente) una elevación del nivel plasmático de testosterona. Esto se manifiesta experimentalmente, con dosis altas, en forma de atrofia de órganos androgenodependientes (vesículas seminales, tejido testicular, próstata) o feminización de los fetos masculinos. A través de este mecanismo, pueden producirse en los hombres algunos casos aislados de ginecomastia o trastornos de la función sexual (especialmente con dosificación elevada en tratamientos de larga duración).

Por el contrario, la ranitidina, la famotidina y la nizatidina no desplazan in vitro la dihidrotestosterona de sus puntos de conexión.

Los tratamientos de larga duración con ranitidina y famotidina no producen, en la experimentación animal, descensos de peso en los órganos androgenosensibles. Un hecho clínico que indica la ausencia de efecto antiandrogénico de la ranitidina es la observación de que la ginecomastia, tumefacción mamaria e impotencia inducidas por la cimetidina en enfermos con síndrome de Zollinger-Ellison, tienden a remitir bajo un tratamiento con ranitidina (Fig. 22).

**Dosis única de bloqueantes $H_2$**

Recientemente se empieza a propagar la **dosificación única** de los bloqueantes $H_2$ en el tratamiento de la **úlcera péptica.** Por ello es importante saber si esta nueva forma de dosificación puede tener consecuencias negativas sobre la homeostasis hormonal. Dosis de 300 mg de ranitidina, 40 mg de famotidina o

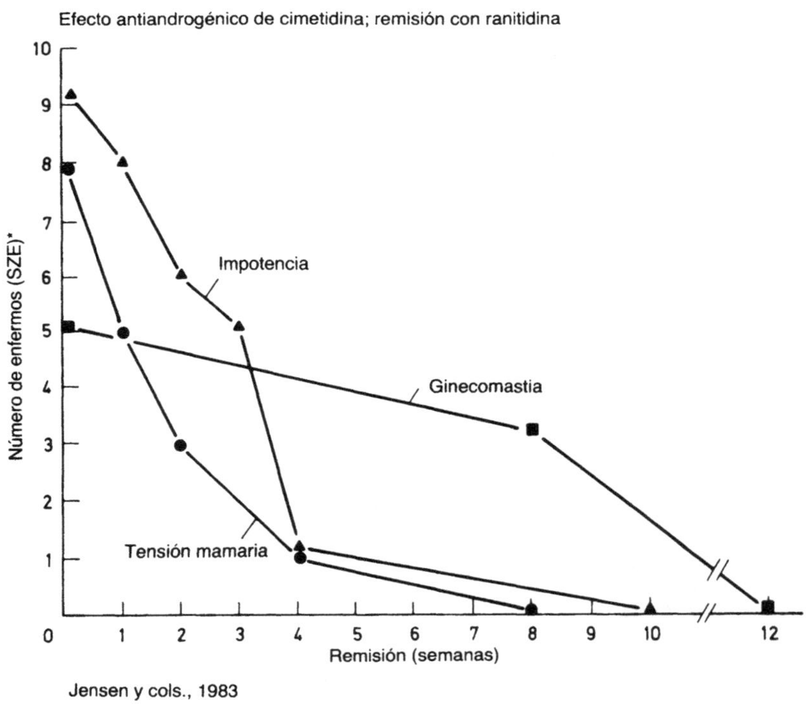


Fig. 22. Efecto antiandrogénico de cimetidina; remisión con ranitidina.

600 mg de etintidina, administrados por la noche a lo largo de 28 días, no alteran los valores basales de hormonas importantes, incluidas testosterona y prolactina.

La administración durante varias semanas de estos bloqueantes tampoco produce efectos negativos sobre la función tiroidea. Los valores de TSH, $T_3$, $T_4$, globulina fijadora de tiroxina y test de estimulación de TSH permanecen invariables.

La función endocrina pancreática no muestra alteración alguna, como indica la normalidad plasmática de insulina, glucagón, péptido C, etc. (tabla 7).

En la bibliografía existen informes sobre modificaciones en la función de paratiroides y suprarrenales en tratamientos con bloqueantes $H_2$. Los hallazgos son contradictorios y no es posible por el momento extraer consecuencias clínicas.

Tabla 7. Influencia de los bloqueantes $H_2$ sobre los niveles séricos de testosterona, prolactina, insulina, péptido C, glucagón, TSH, $T_3$, $T_4$, cortisol y parathormona en probandos masculinos

1. Efecto de la administración durante cuatro semanas de bloqueantes $H_2$ sobre el nivel sérico de testosterona y prolactina en probandos masculinos (n = 10)

| | Testosterona (250-1000 ng %) | | Prolactina (< 20 ng/ml) | |
|---|---|---|---|---|
| | antes | después | antes | después |
| Ranitidina 300 mg noche | 488 ± 58 | 498 ± 166 | 7,7 ± 0,7 | 6,5 ± 1,0 |
| Famotodina 40 mg noche | 635 ± 40 | 640 ± 70 | 6,8 ± 0,8 | 7,6 ± 0,9 |
| Etintidina 600 mg noche | 490 ± 70 | 485 ± 90 | 8,4 ± 0,6 | 8,5 ± 0,7 |

2. Efecto de la administración durante cuatro semanas de bloqueantes $H_2$ sobre el nivel sérico de insulina, péptido C y glucagón en probandos masculinos (n = 10)

| | Insulina (3-24 mU/ml) | | Péptido C (0,1-1,8 nmol/l) | | Glucagón (50-250 pg/ml) | |
|---|---|---|---|---|---|---|
| | antes | después | antes | después | antes | después |
| Ranitidina 300 mg noche | 7,4 ± 0,8 | 8,4 ± 1,8 | 0,3 ± 0,03 | 0,3 ± 0,05 | 83 ± 10,2 | 83 ± 6,0 |
| Famotidina 40 mg noche | 6,4 ± 0,3 | 6,3 ± 0,4 | 0,3 ± 0,02 | 0,2 ± 0,03· | 132 ± 21 | 140 ± 24 |
| Etintidina 600 mg noche | 4,2 ± 0,9 | 3,5 ± 0,7 | 0,1 ± 0,01 | 0,1 ± 0,02 | 226 ± 53 | 229 ± 49 |

3. Efecto de la administración durante cuatro semanas de bloqueantes $H_2$ sobre el nivel sérico de TSH, $T_3$ y $T_4$ en probandos masculinos (n = 10)

| | TSH (0,3-5,0 mU/l) | | $T_3$ (1,2 ± 3,0 nmol/l) | | $T_4$ (50-150 nmol/l) | |
|---|---|---|---|---|---|---|
| | antes | después | antes | después | antes | después |
| Ranitidina 300 mg noche | 1,7 ± 0,5 | 2,1 ± 1,2 | 2,0 ± 0,1 | 2,0 ± 0,1 | 89 ± 4,4 | 93 ± 9,2 |
| Famotidina 40 mg noche | 1,8 ± 0,3 | 1,8 ± 0,3 | 2,3 ± 0,1 | 2,5 ± 0,2 | 121 ± 4,4 | 123 ± 9,2 |
| Etintidina 600 mg noche | 2,2 ± 0,5 | 2,4 ± 0,5 | 2,4 ± 0,2 | 2,4 ± 0,2 | 116 ± 5,6 | 116 ± 3,0 |

4. Efecto de la administración durante cuatro semanas de bloqueantes $H_2$ sobre el nivel sérico de cortisol y parathormona en probandos masculinos (n = 10)

| | Cortisol (5,6-20 μg %) | | Parathormona (10-80 pmol/l) | |
|---|---|---|---|---|
| | antes | después | antes | después |
| Ranitidina 300 mg noche | 16,6 ± 2,0 | 17,5 ± 1,2 | 23,0 ± 5,7 | 19,0 ± 2,0 |
| Famotidina 40 mg noche | 16,4 ± 1,4 | 17,4 ± 1,6 | 29,3 ± 3,7 | 29,8 ±1,9 |
| Etintidina 600 mg noche | 14,1 ± 1,9 | 13,9 ± 1,6 | 29,6 ± 3,7 | 26,1 ± 1,9 |

**Gastrina**

Por lo regular, en los tratamientos con antagonistas de los receptores $H_2$ no suele observarse una elevación de los valores séricos de gastrina en ayunas o bien es muy discreto. En cambio pueden evidenciarse unos aumentos significativos de los valores postprandiales de gastrina. Con la interrupción de la medicación los valores se normalizan inmediatamente. Ni siquiera en tratamientos largos se aprecia una hiperacidez reactiva o fenómeno de rebote.

# 6. Acciones inmunitarias

**La cimetidina** estimula los procesos inmunitarios, tanto humorales como celulares. Este efecto es consecuencia de un bloqueo específico de los receptores $H_2$ en los linfocitos T supresores.

Por el contrario, en el caso de **la ranitidina** y **la famotidina** no se han observado reacciones cutáneas inmunitarias de tipo tardío ni tampoco aumento de la estimulación linfocitaria in vitro por mitogenos diversos. Se ignora la importancia clínica que pueda tener este diferente comportamiento de los antagonistas de los receptores $H_2$ sobre el sistema inmunitario.

# 7. Ulcera duodenal

## 7.1 Consideraciones previas

**Epidemiología**

Aproximadamente entre un 5 y un 15 % de la población padece una úlcera duodenal en el curso de su vida. En un estudio epidemiológico realizado en Dinamarca, entre los años 1963 y 1968, se indica una incidencia anual del 4 % en hombres y del 2 % en mujeres. Esta incidencia crece con la edad. En la Europa occidental la úlcera de duodeno es 4 veces más frecuente que la de estómago. Datos comparativos existen en informes finlandeses y norteamericanos.

Según los estudios de control, del 50 al 80 % de las úlceras duodenales curadas recidivan en el curso de 1-2 años.

En los últimos 30 años se advierte una cierta disminución de la incidencia de la úlcera duodenal en las naciones industrializadas occidentales. Se ignora si se trata de un descenso real de la enfermedad o bien es debido a un mejor diagnóstico de la misma. Lo que no ofrece duda es que el número de enfermos tratados y operados en los hospitales, y consiguientemente, el número de muertes por úlcera duodenal, ha descendido considerablemente en el último decenio. Durante el año 1976, en la República Federal Alemana enfermaron por primera vez de úlcera unas 200.000 personas, mientras que el número de recidivas de úlcera gastroduodenal fue de 600.000. De ello resulta **un número total de enfermos ulcerosos que sobrepasa los 800.000 por año.** Los costes primarios y secundarios de la úlcera duodenal durante el año 1980 fueron de unos dos mil millones de marcos.

**Localización**

El 95 % de las úlceras se localiza en el bulbo duodenal, y un 90 % de estas está situado a menos de 3 cm del píloro. El 50 % asienta en la pared anterior, el 23 % en la posterior y el 22 % en la inferior. Sólo el 5 % de las úlceras duodenales es postbulbar.

Las úlceras son redondas, ovales o lineares y miden por lo general menos de 1 cm. Llegan hasta la submucosa. El fondo consiste en una zona fibrinoide de necrosis rodeada de tejido de granulación. Son raras las llamadas úlceras gigantes (más de 2 cm de diámetro).

**Patogenia**

Nuestros conocimientos sobre la patogenia de la úlcera siguen siendo limitados. Las lesiones pépticas se presentan en zonas donde la mucosa soporta un desequilibrio entre factores de agresión y de defensa.

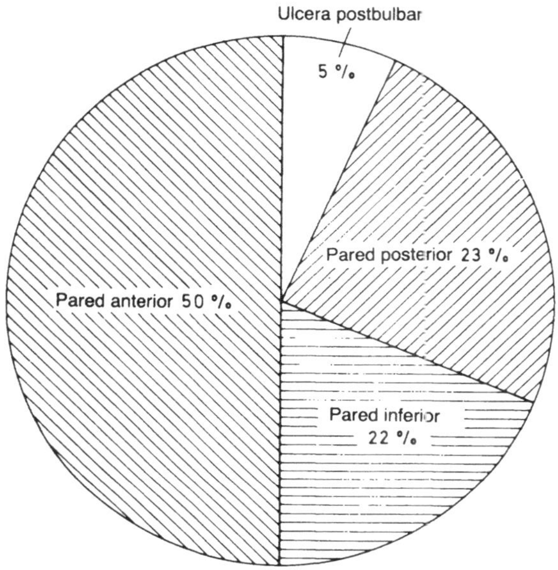


Fig. 23. Localización anatómica de la úlcera duodenal.

● Son factores agresivos el **ácido clorhídrico, la pepsina,** los **ácidos biliares** y la **lisolecitina.**

● Son factores defensivos la **circulación intacta de la mucosa,** una **secreción mucosa y alcalina inalterada,** del epitelio de revestimiento, una **rápida regeneración celular** y un **contenido suficiente de prostaglandinas** en la mucosa gástrica, entre otros.

En los últimos años se ha informado sobre una predisposición genética, al menos en la úlcera duodenal. Así, en la mitad de los enfermos con úlcera duodenal se ha hallado una transmisión dominante autosómica del elevado nivel sérico de pepsinógeno I y una hiperclorhidria con o sin hipergastrinemia postprandial.

En el resto de los enfermos con úlcera duodenal hay una hiperpepsinogenemia de tipo I con normoclorhidria. También en este grupo se han comprobado signos de transmisión dominante autosómica, como por ejemplo, la capacidad para acelerar el transporte de secreción gástrica al duodeno.

En los enfermos con cirrosis hepática («úlcera hepatógena»), insuficiencia renal crónica o trasplante renal, así como en los que padecen una afección pulmonar obstructiva, se ha comprobado una mayor incidencia de enfermedad ulcerosa.

Junto a ello, se han descrito síndromes raros en los que con frecuencia se observa una úlcera duodenal, como, por ejemplo, la mastocitosis sistémica, la adenomatosis endocrina múltiple tipo I y la amiloidosis tipo IV.

No se ha contestado claramente a la cuestión de si una situación de stress es capaz de producir una úlcera. Las circunstancias generales de stress, como guerras, etc., no aumentan la incidencia de la úlcera.

Las personas sanas tienen en su estómago mil millones de células parietales y producen ante un estímulo exógeno con pentagastrina o histamina una cantidad de 20-40 mmol de ClH por hora.

En los enfermos con úlcera duodenal, el número de células de revestimiento llega a ser a menudo el doble del normal, elevándose la secreción ácida estimulada a más de 40 mmol de ClH a la hora.

También en estos enfermos está aumentada la reaccionabilidad de las células parietales ante estímulos exógenos como pentagastrina. Tras estímulos nutritivos el nivel sérico de gastrina es mayor que el de las personas normales.

## 7.2 Tratamiento

**Cimetidina, ranitidina y famotidina, en la úlcera duodenal, igualmente eficaces**

La mayor parte de los estudios clínicos controlados fueron realizados con
- ► Cimetidina, a la dosis diaria de 100-1200 mg y
- ► Ranitidina, con dosis de 300 mg.

Ambos antagonistas de los receptores $H_2$ fueron estudiados comparativamente frente a placebo y otros medicamentos antiulcerosos (por ejemplo, pirencepina, sucralfato, antiácidos, etc.).

► Famotidina a la dosis de 20 mg dos veces al día, comparada con cimetidina y, a la dosis de 40 mg por la noche, con ranitidina.

En los estudios controlados con placebo, los tres bloqueantes $H_2$ demostraron una mayor eficacia en cuanto a curación y mejoría del dolor.

► Habitualmente las úlceras duodenales suelen curar en un porcentaje del **80 %** en el curso de **4 semanas** con tratamientos de 800 a 1200 mg al día de cimetidina, 300 mg al día de ranitidina o bien 40 mg al día de famotidina.

► Con **tratamientos de 8 semanas la curación se obtiene en más del 90 % de los casos.**

En la República Federal de Alemania se observan tasas de curación del 55-65 % a los 14 días de un tratamiento con bloqueantes $H_2$. En los estudios comparativos no ha podido demostrarse una superioridad clara de un bloqueante $H_2$ frente a otro.

La introducción de los antagonistas de los receptores $H_2$ en el tratamiento de la úlcera gastroduodenal ha modificado muchos hábitos tradicionales. El tratamiento de los casos no complicados se hace hoy día casi exclusivamente de forma ambulatoria. La hospitalización sólo está indicada ante algún tipo de complicación (por ejemplo, hemorragia).

Las estrictas medidas dietéticas tan frecuentes en épocas pasadas carecen en la actualidad de interés. Tampoco es preciso mantener a los enfermos en situación de baja laboral durante semanas. En muchos casos basta con unos pocos días de ausencia del trabajo. Todo ello ha supuesto un ahorro económico de más de cien millones de marcos al año.

## 7.3 Dosis única

Ya en el decenio 1930-1940 Henning y más tarde Dragstedt mencionaron el papel patogénico fundamental de la secreción ácida nocturna en la úlcera duodenal.

**Factor clave en la secreción ácida nocturna**

► La importancia de esta observación viene subrayada por la eficaz profilaxis de la úlcera que se logra al inhibir exclusivamente la **secreción nocturna.**

Durante largo tiempo se consideró que el objetivo buscado —tratamiento de la úlcera con una tableta diaria— no era posible alcanzarlo con los antagonistas $H_2$. En los estudios pilotos se ensayaron antagonistas efectivos pero hubo que suspender las pruebas, antes del empleo clínico, a causa de problemas toxicológicos.

Como se ha mencionado en el capítulo 3, la acidez intragástrica de 24 horas es inhibida en idéntica cuantía tanto si la dosis diaria de cimetidina (800 mg) o ranitidina (300 mg) se distribuye en dos tomas (mañana y tarde) como si se administra de un vez por la tarde, a última hora del día. Lo decisivo en este último método es la inhibición de la secreción durante las horas nocturnas.

En un estudio europeo multicéntrico, realizado con más de 500 enfermos, las dosis de cimetidina fueron de 400 mg 2 veces al día u 800 mg 1 vez por la noche. En ambos grupos la tasa de curación, tras 4 semanas de tratamiento, fue la misma. Hubo alguna variación de un país a otro, pero no hubo diferencias entre ambas formas de dosificación de la cimetidina (tabla 8).

**800 mg cimetidina noche**

Algo similar ha sido descrito respecto a la **ranitidina.** En un estudio como el anterior, randomizado doble ciego, 600 enfermos fueron tratados durante 4-8 semanas bien con 2 dosis al día de 150 mg de ranitidina o con 300 mg de ranitidina administrados a última hora de la tarde. Los dos grupos no presentaban diferencias entre sí (edad, sexo, duración de la enfermedad, tabaquismo, etc).

**300 mg ranitidina noche**

► A las 4 semanas, la curación se había obtenido en 246/301 (82 %) con 2 tomas de 150 mg de ranitidina al día y en 230/304 (76 %) con una dosis de 300 mg de ranitidina, administrada por la noche.

A las 8 semanas, los procentajes correspondientes eran de 95 y 94 %. En ningún momento se apreció diferencia significativa alguna entre ambos grupos de tratamiento (Fig. 24).

**40 mg de famotidina noche**

En un estudio multicéntrico con participación alemana, italiana y austríaca, que agrupó a más de 500 enfermos, se ensayó también la dosificación de **40 mg de famotidina,** administrada por la **noche.** Los tratamientos se hicieron con tres dosificaciones distintas (40 mg por la noche, 20 mg de ranitidina dos veces al día y 40 mg dos veces al día) así como con 150 mg de ranitidina dos veces al día.

Las dosificaciones de 20 mg dos veces al día, 40 mg por la **noche de famotidina y 150 mg dos veces al día de ranitidina** dieron unas **tasas de curación comparables** que, tras 2, 4 y 8 semanas de tratamiento, estaban comprendidas entre el 42 y el 47 %, el 76 y el 84 % y el 94 y el 96 %, respectivamente (Fig. 25).

La **sintomatología dolorosa** mejoró con los tres bloqueantes $H_2$ de forma igualmente rápida, con independencia de que el bloqueante $H_2$ se administrara una vez por la noche o dos veces al día. Por lo general, un 80 % de los enfermos estaban libres de molestias al cabo de unas 2 semanas (Fig. 26).

Tabla 8. Tasas de curación con cimetidina con las dosificaciones de 2 veces 400 mg/día y 1 vez 800 mg/noche. Resultados de un estudio multicéntrico (según Delattre y cols., 1985)

| | Tasas de curación a las 4 semanas | | | |
|---|---|---|---|---|
| | 2 veces 400 mg/día | | 1 vez 800 mg/día | |
| | n | % | n | % |
| Bélgica | 16/ 26 | 62 % | 19/ 28 | 68 % |
| Francia | 22/ 29 | 76 % | 21/ 26 | 81 % |
| República Federal de Alemania/Suiza | 48/ 59 | 81 % | 47/ 59 | 80 % |
| Holanda | 6/ 9 | 67 % | 8/ 10 | 80 % |
| Italia | 65/ 96 | 68 % | 76/ 91 | 84 % |
| Portugal | 27/ 33 | 82 % | 27/ 38 | 71 % |
| Gran Bretaña | 16/ 18 | 89 % | 14/ 17 | 82 % |
| Total | 200/270 | 74 % | 212/269 | 79 % |

Estos nuevos hallazgos subrayan la certeza de la **hipótesis ácida** en la patogenia de la úlcera duodenal. Como se expone con detalle en el capítulo 10 la dosificación única nocturna de los bloqueantes $H_2$ es bien tolerada por los enfermos.

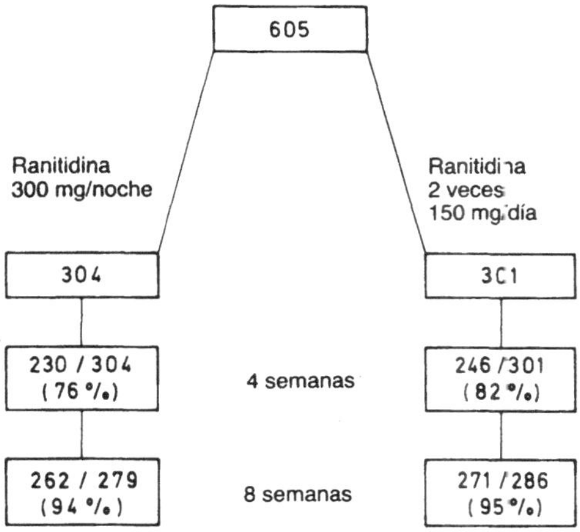


Fig. 24. Tasas de curación de la úlcera duodenal con dos formas distintas de dosificación de ranitidina.

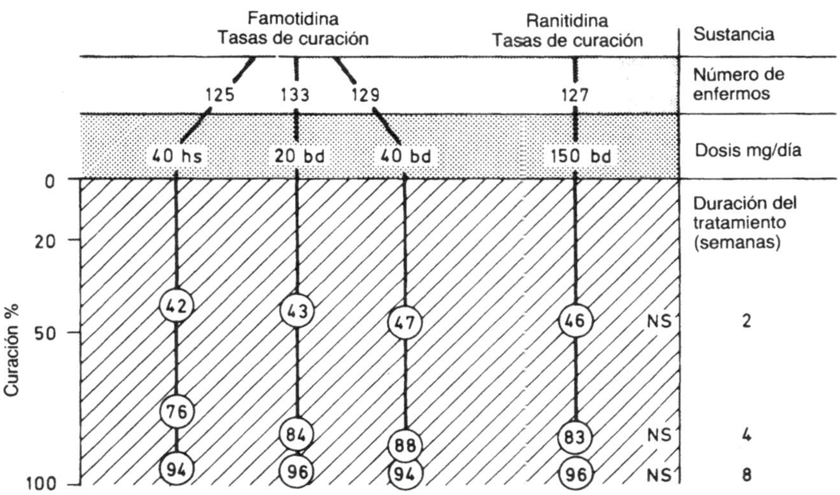


Fig. 25. Tasas de curación de la úlcera duodenal.

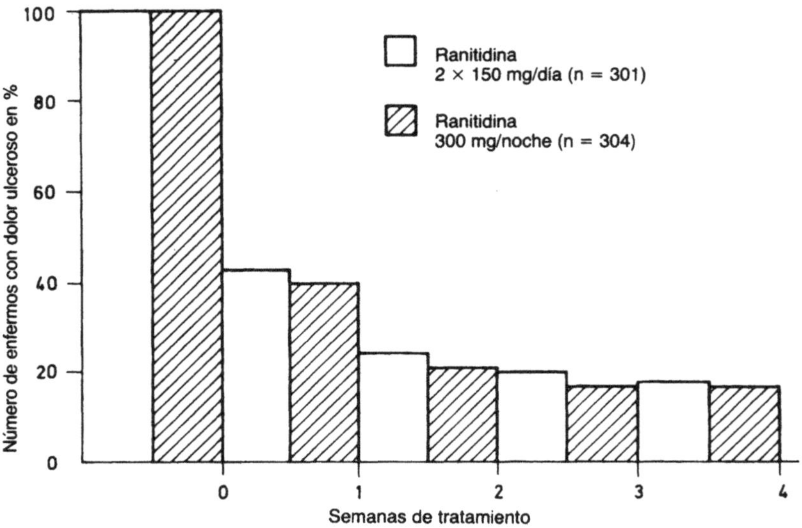


Fig. 26. Mejoría de la sintomatología dolorosa con 2 × 150 mg/día de ranitidina y 1 × 300 mg/noche en enfermos ambulatorios de úlcera duodenal.

# 8. Ulcera gástrica

## 8.1 Consideraciones previas

**Epidemiología, localización y patogenia**

La máxima frecuencia de la úlcera gástrica se alcanza en el sexto decenio de la vida, apareciendo unos 10 años más tarde que la úlcera duodenal.

Un 0,5 % de la población adulta enferma cada año de úlcera gástrica. La frecuencia entre hombres y mujeres es similar.

La úlceras prepilóricas (úlcera tipo 3 de Johnson) se diferencian de las situadas en el límite antro/cuerpo y en la tuberosidad (tipos 1 y 2 de Johnson). Tras un 5-10 % de todas las úlceras gástricas se esconde un carcinoma.

Las más frecuentes son las situadas en la curvatura menor a nivel del pliegue angular. Las úlceras producidas por la ingestión continuada de antirreumáticos no esteroides tienen su localización preferente en el antro.

Prácticamente, en los enfermos con úlcera gástrica benigna, no se observa nunca una aclorhidria tras la estimulación con pentagastrina. Los enfermos con úlceras prepilóricas muestran un tipo de secreción comparable al de los que tienen una úlcera duodenal.

La mayor frecuencia de las úlceras de la curvatura menor puede ser debida a las diferencias de vascularización de los diversos segmentos gástricos. En la curvatura menor falta un plexo vascular submucosa, que es esencial para el riego sanguíneo de la mucosa.

Se ignora la importancia que tiene una menor secreción de moco y bicarbonato de los epitelios de revestimiento como factor patogénico de la úlcera gástrica.

En enfermos con gastritis atrófica, que con frecuencia desarrollan una úlcera gástrica, se ha observado una disminución de la secreción mucosa. También tiene interés el dato de que la secreción gástrica de bicarbonato puede ser inhibida por sustancias de acción tóxica sobre la mucosa como, por ejemplo, los antirreumáticos no esteroides. No se conoce bien la importancia del reflujo duodenal. En condiciones experimentales, los ácidos biliares, la lisolecitina y la secreción pancreática lesionan el epitelio de la mucosa gástrica.

## 8.2 Tratamiento

**Los bloqueantes $H_2$ son también eficaces en la úlcera gástrica**

Los primeros estudios terapéuticos no pudieron demostrar la superioridad de los **bloqueantes** $H_2$ frente al placebo en este tipo de úlcera. Las causas de ello fueron el pequeño número de casos, la escasa duración de los tratamientos, etc. Fue en los estudios siguientes, realizados con un mayor número de casos, cuando pudo demostrarse el efecto indudable de los antagonistas de los receptores $H_2$ sobre la curación de la úlcera gástrica.

► En la **úlcera gástrica,** las dosis utilizadas de **cimetidina** (800 mg), **ranitidina** (300 mg) y **famotidina** (40 mg) son las mismas que las empleadas en la úlcera duodenal.

Las tasas de curación son, por lo general,

| | |
|---|---|
| a las 4 semanas, | del 60-65 %, |
| a las 8 semanas, | del 80-90 %, |
| a las 12 semanas, | de más del 90 %. |

Esto significa que con el bloqueo de los receptores $H_2$ las úlceras gástricas **curan más lentamente** que las úlceras duodenales.

Los tres bloqueantes $H_2$ tienen un valor terapéutico similar.

## 8.3 Dosis única

Hasta hace poco tiempo no se sabía si una dosis única nocturna de un bloqueante $H_2$ podía acelerar la curación de una úlcera gástrica. En dos estudios recientes parece demostrarse que el nuevo concepto terapéutico también es válido en este tipo de úlcera.

Ambos estudios han sido realizados con enfermos de úlcera gástrica benigna (las úlceras de asiento prepilórico son una excepción).

**40 mg famotidina noche**

► En el **primer** estudio, con 40 mg de **famotidina,** administrados por la noche, las úlceras gástricas curaron en un 51 % (44/87) a las 4 semanas, en el 75 % (65/87) a las 6 semanas y en el 93 % de los casos (81/87) a las 8 semanas.
Las tasas de curación con placebo fueron de sólo un 35 % (29/83), un 51 % (42/83) y un 60 % (50/83) respectivamente. Las diferencias de las tasas de curación a las 4, 6 y 8 semanas fueron estadísticamente significativas.

**300 mg ranitidina noche**

► En el **segundo** estudio se comparó la eficacia de 300 mg de ranitidina, administrados por la noche, con la dosis de 2 veces 150 mg/día de ranitidina.
A las **4 semanas** de tratamiento, el porcentaje de curación con la **dosis nocturna** fue del 65 % (138/211), mientras que con la dosificación de dos tomas diarias fue del 71 % (155/217).

Las tasas de curación a las **8 semanas** fue de un 90 % en ambos grupos (Fig. 27).

La **protección continuada que se logra durante el día y la noche frente a la acidez** con las dos dosis de 150 mg de ranitidina al día, no se manifiesta en una **mayor tasa de curación.**

De forma similar, tampoco mejoró la **sintomatología dolorosa** con la dosificación nocturna. Así, por ejemplo, la famotidina fue muy superior al placebo en el segundo día de tratamiento, manteniéndose tal superioridad hasta la octava semana de tratamiento (Fig. 28).

Los resultados del estudio europeo muestran por primera vez que los bloqueantes $H_2$, en dosificación única nocturna, son también de utilidad en la úlcera gástrica. Como con esta forma de proceder se reduce casi exclusivamente la secreción producida durante la noche, se puede deducir que tal secreción tiene una importancia patogénica fundamental en este tipo de úlcera.

Esto no fue admitido sin dificultad, ya que, según los conocimientos anteriores, la secreción ácida jugaba un papel secundario en la patogenia del ulcus.

**¿Menor colonización bacteriana del estómago con la dosis única?**

En comparación la dosificación habitual, la inhibición específica de la secreción nocturna tiene la ventaja teórica de prevenir una falsa colonización bacteriana del estómago. Ello pudiera ser de interés en enfermos con úlcera gástrica hipoclorhídrica.

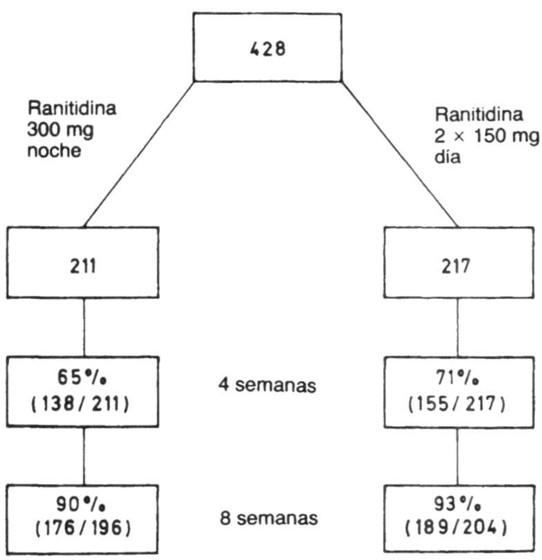


Fig 27 Tasas de curación de la úlcera gástrica con 2 × 150 mg/día de ranitidina y 1 × 300 mg/noche de ranitidina

La **anómala colonización bacteriana** del estómago es una consecuencia de un tratamiento con uno de los bloqueantes $H_2$ conocidos, siendo exponente de una inhibición ácida más o menos constante durante el día y la noche. Esta colonización ocasiona un aumento de los nitrocompuestos en el jugo gástrico que, en condiciones experimentales, constituyen un factor cancerígeno. Estas modificaciones carecen de significado clínico, como lo demuestra la experiencia de años en muchos millones de enfermos ulcerosos. El riesgo de producir un carcinoma gástrico no es superior al normal ni siquiera tras tratamientos de cimetidina y ranitidina efectuados sin interrupción durante más de ocho años.

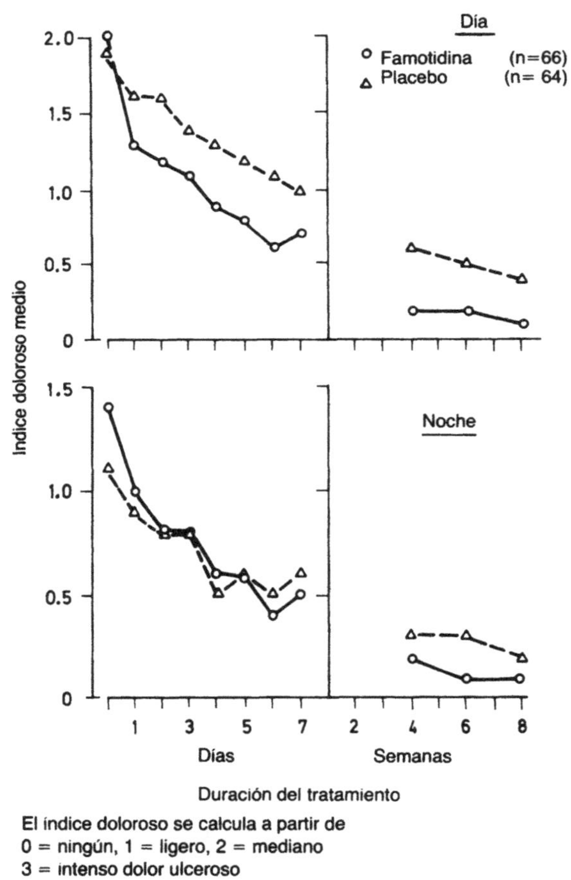


Fig. 28. Mejoría del dolor ulceroso de día y de noche durante un tratamiento de 8 semanas con famotidina

# 9. Ulcera resistente al tratamiento

**«Fracaso terapéutico»: ¿cómo ha de ser tratado?**

Con un tratamiento standard de bloqueantes $H_2$ es posible tratar con éxito, como ya se ha mencionado,

- ▶ un 90 % de todas las úlceras pépticas, cuya curación se obtiene en el término de 4-8 semanas.
- ▶ Hasta un 95 % si el tratamiento continúa durante 4 semanas más.

Por todo ello, el número de úlceras pépticas que no responden a un tratamiento con bloqueantes $H_2$ es muy pequeño. Existen informes de diversos autores en los que se muestra que la úlcera resistente a la cimetidina —úlcera que a pesar de un tratamiento durante varias semanas con 1000 mg de cimetidina al día no tiene tendencia a la curación— llega a curar al cambiar este tratamiento por el de **ranitidina.** La distinta respuesta en casos aislados a ambos bloqueantes $H_2$ no es fácil de entender si se tiene en cuenta que el efecto antiácido obedece al mismo mecanismo (Fig. 29).

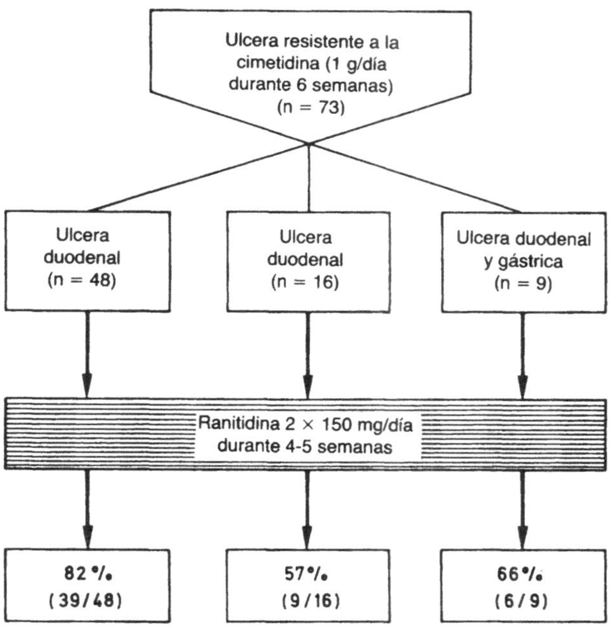


Fig. 29. Ulcera duodenal resistente a la cimetidina. Tasas de curación tras 4-5 semanas de tratamiento con 2 × 150 mg de ranitidina al día.

Posiblemente algunos enfermos se benefician de una mayor inhibición ácida con ranitidina. La acidez intragástrica de 24 horas se reduce solamente en un 45-50 % con 800-1000 mg/día de cimetidina, mientras que esta reducción es de un 70 % con 300 mg/día de ranitidina. Observaciones de autores franceses confirman estos hallazgos en un grupo de enfermos con úlceras resistentes a la cimetidina, en el que se comparó la eficacia de una dosis elevada de cimetidina (1,6 g/día) con el cambio a 300 mg/día de ranitidina.

▶ A las seis semanas, la tasa de curaciones en úlceras duodenales era del 50 % en los tratamientos con 1,6 g/día de **cimetidina,**

▶ mientras que con **ranitidina** era del 71 %.

▶ En las úlceras gástricas las tasas de curación fueron del 41 y el 67 %, respectivamente.

Lo anterior indica que un aumento del 20 % en la inhibición de la acidez puede conducir a la curación de la mayor parte de las úlceras refractarias al tratamiento.

En el estudio descrito, los resultados obtenidos con 1,6 g/día de cimetidina fueron algo inferiores a los observados con ranitidina. Los dos bloqueantes, en las dosis elegidas (1,6 g versus 300 mg), tienen la misma eficacia inhibidora, por lo que la diferencia en las tasas de curación hay que buscarla en el distinto seguimiento de la terapéutica por parte del enfermo: 4 tomas diarias de 400 mg de cimetidina pueden ser peor aceptadas que dos tomas.

La falta de curación de una úlcera tras 6 semanas de tratamiento con 1000 mg/día de cimetidina no debe ser equiparada con una resistencia a la terapéutica. Hay úlceras que requieren tratamientos más largos al seguir una evolución más lenta en su curación.

▶ Así, en otro estudio, las **úlceras resistentes a la cimetidina** pudieron ser **curadas en el 62 %** de los casos con la simple prolongación del tratamiento durante otras **6 semanas.**

**Causas de la resistencia al tratamiento**

Pudiera ser que una de las causas de la resistencia a la cimetidina estribara en su menor absorción. La mala absorción de un bloqueante $H_2$ puede explicar también en casos aislados la mejor respuesta de la cimetidina ante una úlcera resistente a la ranitidina.

Finalmente, habría que mencionar la posibilidad de diversos subtipos de receptores $H_2$ en las células parietales. Es admisible que determinados ulcerosos tengan receptores de afinidad particular hacia uno de los dos bloqueantes $H_2$. Por otro lado, el comportamiento y el número de los receptores puede variar tras un tratamiento previo con un bloqueante $H_2$.

De todo lo escrito se deriva que las úlceras que no curan con cimetidina o lo hacen de forma lenta deben ser tratadas con ranitidina, ya que tal proceder suele ser eficaz como lo demuestra la información existente.

► El cambio de cimetidina a ranitidina parece más acertado —está mejor documentado— de que la continuación del tratamiento con cimetidina con dosis iguales o más elevadas.

Los últimos informes permiten dudar de que los enfermos ulcerosos resistentes al tratamiento medicamentoso sean candidatos adecuados a una vagotomía. En estos enfermos, la vagotomía no garantiza la ausencia de recidiva. Sólo se obtendrán mejores resultados si la vagotomía se asocia a una resección.

# 10. ¿Aumentan las recidivas con el bloqueo $H_2$?

La tasa de recidivas podría ser mayor con los bloqueantes $H_2$ que con otros productos antiulcerosos como, por ejemplo, compuestos coloidales de bismuto o sucralfato (Fig. 30). Esta afirmación no ha sido ni es aceptada por todos.

▶ La mayor parte de los gastroenterólogos consideran actualmente que los antagonistas de los receptores $H_2$ **no** influyen **negativamente** en el curso evolutivo de la enfermedad ulcerosa (Fig. 31).

Se ha citado como causa de una mayor tendencia a la recidiva con el uso de bloqueantes $H_2$ la hipergastrinemia desencadenada por los alimentos con el consiguiente aumento de la masa de células parietales. Sin embargo la escasa elevación del nivel postprandial de gastrina producida por un bloqueante $H_2$ es incapaz de inducir tal aumento de la masa celular. No se han observado fenómenos de rebote tras la interrupción de un tratamiento con bloqueantes $H_2$.

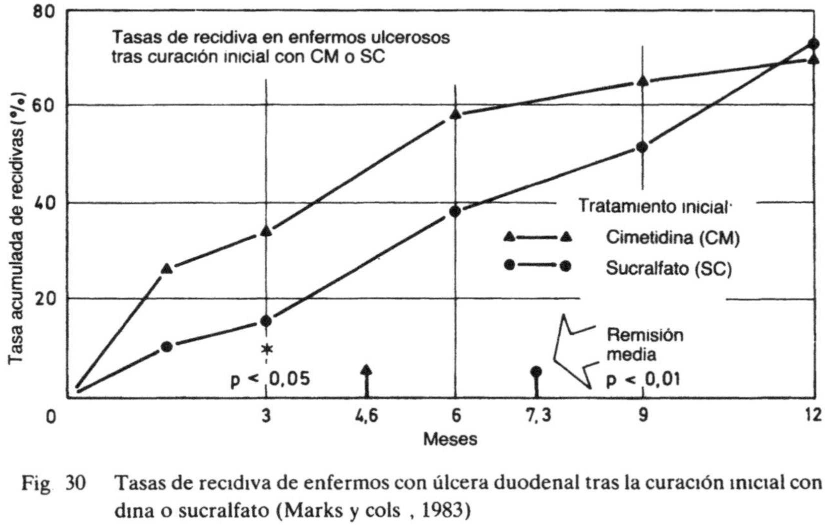


Fig. 30 Tasas de recidiva de enfermos con úlcera duodenal tras la curación inicial con cimetidina o sucralfato (Marks y cols., 1983)

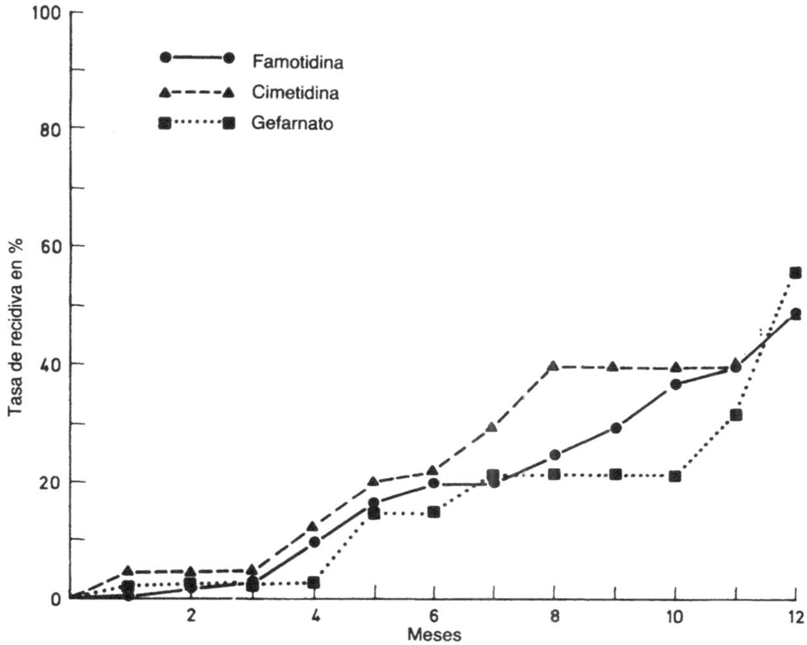


Fig. 31. Tasas acumuladas de recidiva de úlcera duodenal tras curación inicial con cimetidina, famotidina y gefarnato (Simon y cols., 1986).

# 11. Tratamiento de larga duración

Como ya se ha mencionado, cada año en la RFA unos 600.000 enfermos padecen una recidiva de úlcera gastroduodenal. Esta cifra acentúa la necesidad de una profilaxis eficaz y sin riesgos.

En los casos de cimetidina y ranitidina su eficacia en esta indicación se halla bien documentada. Los primeros estudios realizados con famotidina indican igualmente su validez y buena tolerancia en los tratamientos prolongados.

## 11.1 Ulcera duodenal

**Profilaxis de la recidiva ulcerosa con 400 mg de cimetidina noche o 150 mg de ranitidina noche**

En la tabla 9 se exponen los estudios de larga duración en los que fue empleada **cimetidina** a dosis de 400-800 mg/día.

► Se observa que el número de recidivas por año bajó por término medio de un 60-80 % con placebo a un 20-30 %.

Tabla 9. Ulcera duodenal. Tasas de recidiva en estudios de larga duración realizados con cimetidina, 400 mg/noche o 2 × 400 mg/día (según Misiewicz y cols., 1985)

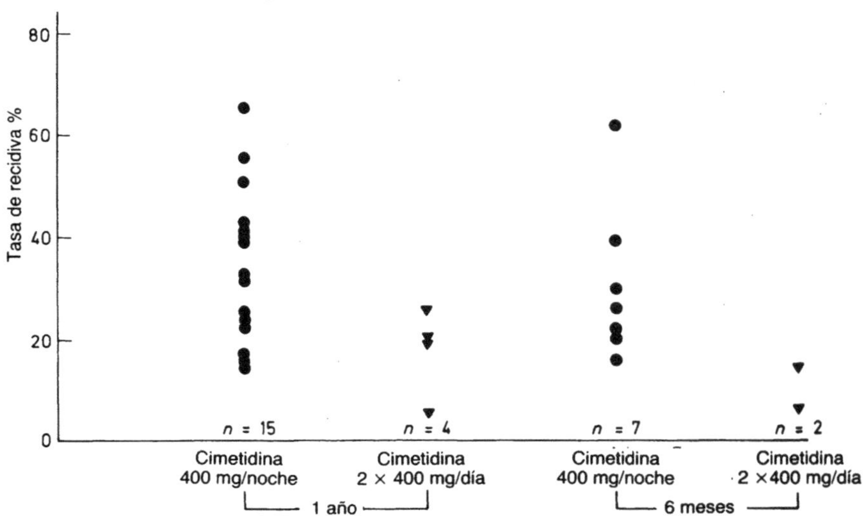

La mayor parte de los enfermos no tuvieron necesidad de dosis superiores a 400 mg de **cimetidina,** administrados por la noche. Sólo en pocos casos se duplicó esta dosis.

Comparativamente, el tratamiento de larga duración de la úlcera duodenal con **ranitidina** se halla bien documentado.

► Con 150 mg/**noche de ranitidina** el 70-75 % de los enfermos permanecen libres de recidiva durante el período de tratamiento de 6-12 meses. Los estudios sobre la dosis más conveniente para la prevención de recidivas han mostrado que la dosis de 1 × 150 mg/noche es preferible a la de 1 × 100 mg/noche.

En varios estudios se han comparado ambos bloqueantes $H_2$ (tabla 10). Mientras que los primeros estudios indicaban la semejanza de ambos medicamentos, las últimas investigaciones han puesto de manifiesto que con 150 mg/noche de ranitidina la tasa anual de recidivas, con un 20 %, puede mantenerse más baja que la conseguida con 400 mg/noche de cimetidina, que es de un 35 % (tabla 11). Esta diferencia se debe a la mayor potencia antisecretora de la ranitidina.

Siendo la relación molar de las dosis efectivas de cimetidina y ranitidina de 1/4-6, 150 mg de ranitidina al día corresponden a 600-900 mg de cimetidina al día.

Tabla 10. Ulcera duodenal. Tasas de recidiva con ranitidina y cimetidina tras un año de tratamiento

| Autor | n | Tasa de recidiva después de 1 año (%) | |
|---|---|---|---|
| | | Ranitidina | Cimetidina |
| Boyd y cols., 1982 | 92 | 30 | 36 |
| Hunt y cols., 1982 | 61 | 25 | 24 |
| Silvis y cols., 1984 | 99 | 12 | 30 |
| Gough y cols., 1984 | 375 | 15 | 29 |

Tabla 11. Ulcera duodenal. Tasas de recidiva con ranitidina y cimetidina. Estudio comparativo

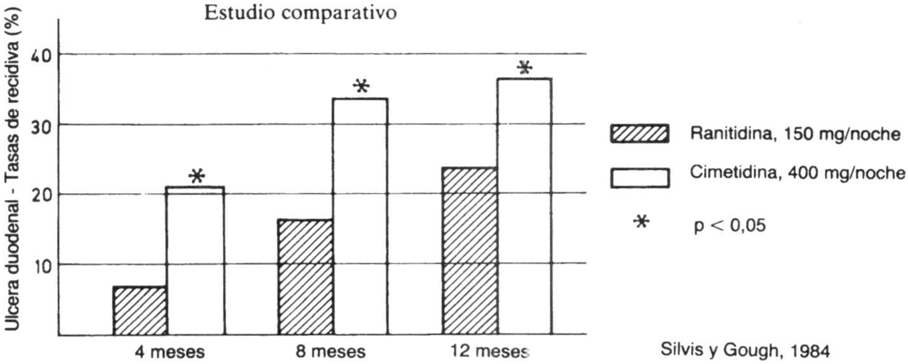

En un estudio multicéntrico ha podido mostrarse igualmente la eficacia de la dosis de 20 mg/noche de famotidina en la profilaxis de la recidiva ulcerosa. A los 6 meses de tratamiento, la tasa de recidiva fue del 55 % con placebo, mientras que con 20 mg/noche de famotidina esta tasa se redujo a la mitad.

**Ulceras asintomáticas**

Estos estudios de larga duración tienen un gran valor. En ellos, de forma regular y repetida y con independencia del cuadro clínico, se realizan controles endoscópicos. Se sabe que entre un 30 y un 40 % de las úlceras evoluciona sin sintomatología, es decir, sin molestias dispépsicas ni dolores. Estas úlceras asintomáticas pasan inadvertidas si sólo se practica una endoscopia cuando aparecen los síntomas.

Los estudios de larga duración indican que los antagonistas de los receptores $H_2$ no modifican el curso natural de la enfermedad ulcerosa (Fig. 32). Así, tras la suspensión de un tratamiento prolongado, las recidivas se presentan con la misma frecuencia que en enfermos no tratados. Tampoco se han observado en estos casos de tratamientos largos fenómenos de rebote, como en principio se temía.

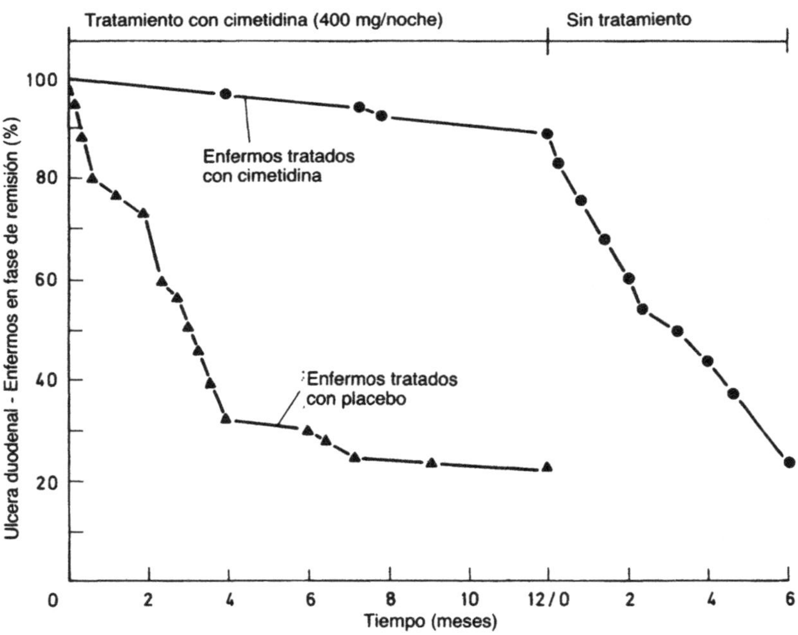


Fig. 32. Tasas de recidiva de la úlcera duodenal con un tratamiento de mantenimiento de cimetidina (400 mg/noche) o placebo. Después de suspender el tratamiento con cimetidina las tasas de recidiva son las mismas que en el grupo de control tratado con placebo (según Gudmand-Höyer y cols., 1978).

**Tratamiento continuado o intermitente**

Se discute en la actualidad si los enfermos con úlcera duodenal crónica han de ser tratados de forma **continuada** o bien **intermitente** (es decir, sólo en las fases de brote ulceroso).

Con el tratamiento **intermitente** los pacientes toman bloqueantes $H_2$ tan pronto como se presentan las molestias continuando la medicación durante 1-2 semanas. La eficacia de este método, muy utilizado en la práctica, no está demostrada. Su coste es inferior al tratamiento de larga duración.

Las indicaciones en las que se obtienen mayores beneficios con el tratamiento **continuado** a temporadas son las úlceras con antecedentes de complicaciones (hemorragia) o recidivas frecuentes (2-3 por año) así como las úlceras de enfermos de cierta edad con gran riesgo operatorio. Los costes de un tratamiento de este tipo llegan a los 1000 marcos por año, pero con él se evitan complicaciones tardías como, por ejemplo, la estenosis pilórica.

Las úlceras que aparecen a pesar de un tratamiento continuado pueden ser curadas **duplicando** la dosis de bloqueante $H_2$

Las características clínicas de la recidiva bajo tratamientos continuados han sido objeto de recientes análisis. Parece que las úlceras recidivantes en los tratamientos continuados tienen un curso clínico más benigno. Así, la incidencia de hemorragia en las úlceras recidivantes, que es de un 30 % en los pacientes sin tratamiento continuado, desciende a sólo un 2 % en los que están bajo medicación continua. Igualmente con tratamiento continuado el 40 % de las úlceras recidivantes permanecen asintomáticas, por lo que el diagnóstico suele hacerse mediante la endoscopia de rutina. Las recidivas sintomáticas con tratamientos de larga duración son indicativas de que el enfermo no toma regularmente las tabletas.

No se sabe mucho sobre el curso clínico de las úlceras que han sido tratadas con dosis nocturnas de bloqueantes $H_2$ y que presentan una remisión de más de 2 años. Se ignora si la úlcera mantenida en fase de remisión por el tratamiento llega a curar por sí misma o bien si es preciso continuar el tratamiento medicamentoso durante toda la vida.

▶ En un estudio de varios años de duración, realizado con **cimetidina,** en enfermos que originariamente iban a ser intervenidos quirúrgicamente, ha podido demostrarse **que la operación pudo ser evitada** en la mitad de los casos gracias a la **profilaxis de larga duración** llevada a cabo con **cimetidina.**

Tanto la **cimetidina** como la **ranitidina** han revelado su **buena tolerancia** cuando se utilizan durante largo tiempo. Tras las primeras experiencias, lo mismo puede afirmarse del tercer antagonista de los receptores $H_2$, **la famotidina.** Solamente en casos raros pueden aparecer efectos secundarios (por ejemplo, hepatitis, colestasis, leucopenia, etc.) que obligan a interrumpir el tratamiento. Los antagonistas $H_2$ no son inevitablemente idénticos en cuanto al perfil de efectos secundarios por lo que, ante una intolerancia individual, puede cambiarse de bloqueante. Esto es particularmente válido en las reacciones alérgicas ya que no existe, por ejemplo, una reacción cruzada entre cimetidina y ranitidina.

**Disminución de intervenciones quirúrgicas: Prueba de la eficacia del nuevo principio terapéutico**

Los avances medicamentosos hacen cada vez menos frecuentes las intervenciones sobre el tracto gastrointestinal superior. Los informes de los países europeos y de los Estados Unidos de América indican el rápido descenso de las operaciones quirúrgicas desde que se introdujo la cimetidina en el mercado (Fig. 33).

La cirugía está justificada cuando
a) se teme que el enfermo no tomará la medicación,
b) aparecen efectos secundarios,
c) se presentan recidivas a pesar del tratamiento continuado.

En este último caso hay que pensar en el raro síndrome de Zollinger-Ellison. La existencia de una o dos recidivas por año no constituye una indicación quirúrgica, si se tiene presente que en estos enfermos los tratamientos con 800-1000 mg/día de cimetidina, 300 mg/día de ranitidina o 40 mg/día de famotidina suelen dar, por lo general, buenos resultados.

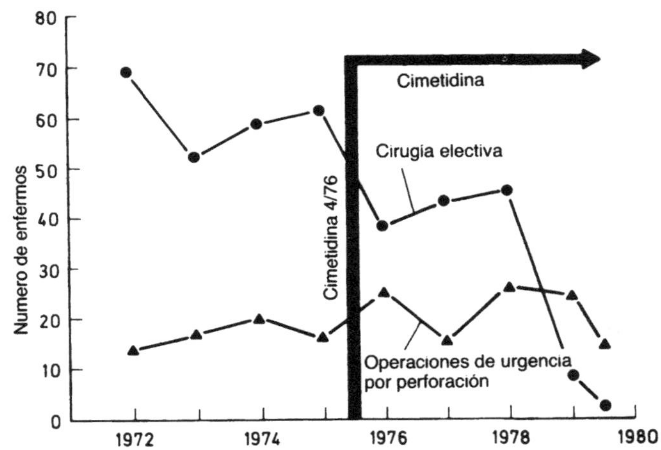


Fig 33 Frecuencia de intervenciones quirúrgicas en la úlcera duodenal antes y después de la introducción de cimetidina, en la localidad de Rotherham (Inglaterra) (según Bardhan, 1981)

# 11.2 Ulcera gástrica

**Profilaxis de la recidiva, en discusión**

Los datos respecto a la tasa de recidivas en la úlcera gástrica son contradictorios. Las cifras oscilan entre un 40 y un 100 %, por año. Lo mismo que sucede en las úlceras duodenales, la mayor parte de las recidivas se producen en los 6 meses siguientes a la curación.

Sobre esta indicación, hay menos estudios que en la úlcera duodenal.
Se ha utilizado la cimetidina a la dosis de 400 mg, dos veces al día.
La ranitidina ha sido empleada a la dosis de 150 mg/día.

La eficacia de ambos bloqueantes en esta indicación es similar.
► La **tasa de recidivas** ha descendido, por término medio, desde el 60-100 %, en los casos de control, al 0-25 %, al año.

A pesar de su comprobada eficacia, muchos gastroenterólogos tienen dudas sobre la conveniencia de los tratamientos continuados en la úlcera gástrica benigna crónica. Conviene pensar que, al contrario de lo que suele ocurrir en la úlcera duodenal, en la úlcera gástrica puede esconderse un carcinoma que va a ser tratado medicamentosamente durante años. La indicación para la intervención quirúrgica es aquí más generosa y está justificada ante las recidivas frecuentes y la escasa tendencia hacia la curación.

Tabla 12 Frecuencia de la recidiva en estudios controlados, doble ciego, sobre profilaxis de larga duración en la úlcera gástrica con cimetidina, en comparación con carbenoxolona, Caved-S o placebo

| Autor | Sustancia | Duración | Dosis de cimetidina | Enfermos | Recidiva (%) |
|---|---|---|---|---|---|
| Bianchi Porro y cols. | Cimetidina | 1 año | 400 mg/noche | 16 | 25 |
| | Carbenoxolona | | | 14 | 43 |
| Hentschel y cols. | Cimetidina | 1 año | 400 mg/noche | 54 | 14 |
| | Placebo | | | 54 | 55 |
| Jensen y cols. | Cimetidina | 1 año | 2 × 400 mg | 10 | 0 |
| | Placebo | | | 9 | 56 |
| Kang y cols | Cimetidina | 1 año | 2 × 400 mg | 15 | 0 |
| | Placebo | | | 16 | 43 |
| Machel y cols. | Cimetidina | 11 meses | 1000 mg | 11 | 18 |
| | Placebo | | | 14 | 86 |
| McAdam y cols. | Cimetidina | 6 meses | 400 mg/noche | 12 | 33 |
| | Caved-S | | | 12 | 25 |

# 12. Profilaxis de la hemorragia en la úlcera de stress

**Enfermos de riesgo**

Las lesiones o hemorragias del tracto gastrointestinal superior inducidas por el stress constituyen un importante problema de la Medicina intensiva. Así por ejemplo, en los enfermos con lesiones craneoencefálicas o quemaduras extensas (más del 30 % de la superficie corporal) suelen aparecer lesiones mucosas producidas por el stress del traumatismo. También en otro tipo de traumatismos graves, grandes operaciones abdominales, septicemias o trasplantes de órganos son frecuentes tales complicaciones. Los comas hepático, diabético y urémico suelen ir acompañados de alteraciones inducidas por la situación de stress (tabla 13).

Las lesiones mucosas consisten en erosiones planas, bien delimitadas, que sólo llegan a la muscularis mucosae, o bien en profundos defectos epiteliales en forma de úlceras agudas (Fig. 34). Las primeras lesiones curan en pocos días mientras que las úlceras requieren más tiempo para su cicatrización.

- La diferenciación entre **erosión** y **úlcera aguda** tiene una importancia esencial ya que una amenaza de hemorragia sólo puede existir en lesiones que sobrepasen la muscularis mucosae (Fig. 35).

**Patogenia**

- En la patogenia de este cuadro, el **déficit circulatorio de la mucosa gástrica** juega un papel fundamental. La mucosa cubre su elevada demanda energética a través de procesos metabólicos aerobios. La hipoxia o la anoxia producirán inmediatamente la destrucción del metabolismo celular. Las áreas así predañadas pueden sufrir nuevas agresiones por parte del ácido clorhídrico, pepsina, ácidos biliares y lisolecitina, elementos capaces de atravesar las barreras mucosas normales.

Se han observado aumentos de la secreción ácida en enfermos con traumatis-

Tabla 13 Situaciones clínicas en las que existe un riesgo elevado de hemorragia por úlcera de stress (según Lorenz y cols.)

- Quemaduras (> 30 % de la superficie corporal)
- Politraumatismos
- Traumatismos craneoencefálicos
- Insuficiencia orgánica múltiple
- Peritonitis, septicemia
- Trasplante de órganos

mos craneoencefálicos, quemaduras e insuficiencia respiratoria. En la producción de las lesiones por stress, el ácido clorhídrico tendría así más un papel coadyuvante que un papel central.

▶ De acuerdo con lo anterior, la reducción del contenido de ácido clorhídrico y pepsina del estómago será una de las medidas terapéuticas más importantes.

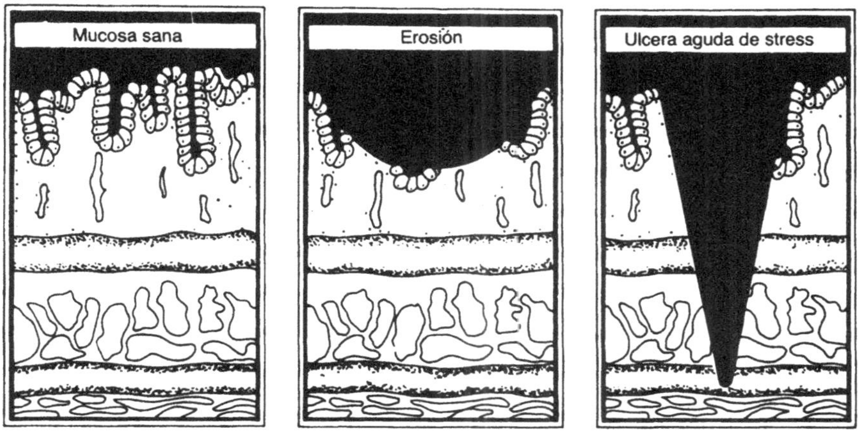


Fig 34 Anatomía microscópica de la mucosa gástrica mucosa sana, erosión y úlcera aguda de stress

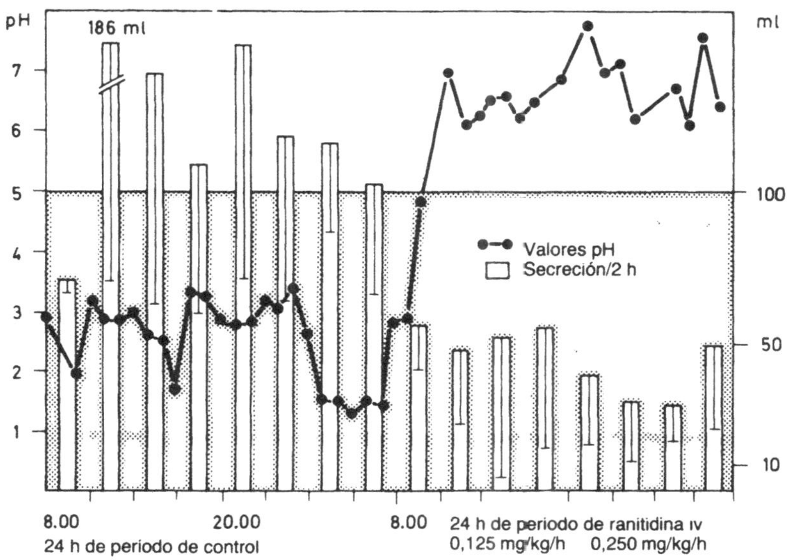


Fig 35 Secreción y pH intragástrico en enfermos intensivos alimentados parenteralmente durante un período de control de 24 horas y un período de prueba de 24 horas con ranitidina (según Dammann y cols , 1983)

## 12.1 Tratamiento de base

Desde el comienzo de la década de los 70, las lesiones por stress y las hemorragias han disminuido considerablemente. Ello es la consecuencia de unas mejores medidas de Medicina intensiva, entre las que se hallan el tratamiento de la enfermedad causal y sus complicaciones como shock, sepsis o insuficiencia respiratoria, la adecuada sedación del enfermo y la alimentación precoz por vía oral o mediante sonda gástrica.

## 12.2 Profilaxis medicamentosa

Numerosos estudios confirman el efecto favorable de una elevación del pH gástrico a valores de 4 y superiores. Este objetivo puede lograrse mediante:

► **neutralización** del jugo gástrico con antiácidos

o bien

► **inhibición de la secreción** (antagonistas de los receptores $H_2$, sustancias de actividad antimuscarínica).

> Su manejo más sencillo hace que los **antagonistas de los receptores $H_2$** sean, por el momento, los medicamentos más empleados en enfermos con riesgo de hemorragia gástrica.

**Bloqueantes $H_2$, medicamentos de primera elección**

Ambos bloqueantes hacen descender la frecuencia de la hemorragia gastrointestinal desde un 50 % (grupo de control) hasta un 12 %, por término medio (tabla 14). En algunos casos, 1200 mg de cimetidina al día bastan para lograr, junto a una inhibición de la secreción de jugo gástrico y de pepsina, una elevación del pH intragástrico por encima de 4.

Tabla 14. Bloqueantes $H_2$ en la profilaxis de la hemorragia por úlcera de stress: Resultados de un estudio multicéntrico alemán (según Barth y cols., 1985)

| | Ranitidina 4 × 50 mg iv. | Cimetidina 4 × 400 mg iv. |
|---|---|---|
| Número de enfermos | 192 | 188 |
| Episodios hemorrágicos | 5 (2,6 %) | 12 (6,4 %) |
| Erosión no sangrante (endoscópica) | 11,8 % | 18,3% |

► No obstante, en la profilaxis de la hemorragia gástrica, la **cimetidina** debe ser empleada, por lo general, a dosis de 1600-2400 mg/día. Siguiendo a autores americanos, mediante duplicación de la dosis diaria de cimetidina de 1200 mg a 2400 mg, el porcentaje de los enfermos con un pH gástrico superior a 3,5 puede ser elevado del 50 % al 80 % (tabla 15).

Esto significa que en un 20 % de los casos una dosis máxima de cimetidina no es capaz de inhibir suficientemente la secreción ácida. La causa de esta resistencia a la cimetida se desconoce Es frecuente en enfermos con septicemia e insuficiencia renal. No está claro el papel de la alimentación parenteral sobre una inadecuada respuesta de la secreción gástrica a la cimetidina. El fenómeno puede ponerse de manifiesto durante el bloqueo de los receptores $H_2$ con cimetidina por lo que habría que hacer una medición diaria del pH en el jugo gástrico en los enfermos de riesgo.

► Lo anterior es válido también para la **ranitidina**, bloqueante $H_2$ que en administración intravenosa, desde el punto de vista molar, tiene una actividad antisecretora de 6 a 8 veces superior a la de la cimetidina. Una dosis diaria de 4 × 50 mg de ranitidina intravenosa origina una elevación del pH intragástrico comparable a la producida por 4 × 400 mg de cimetidina intravenosa. Se ha demostrado además que la perfusión gota a gota de 0,125-0,250 mg/kg/h de ranitidina da lugar a un aumento duradero del pH intragástrico que se mantiene durante 24 horas. En enfermos de elevado riesgo, como en casos de peritonitis o septicemia, es preciso elevar la dosis de ranitidina —de la misma forma que cuando se usa cimetidina— hasta los 300 mg/día, a fin de mantener el pH gástrico dentro de unos valores adecuados (Fig 36).

**Asociación con pirencepina o antiácidos**

Los bloqueantes $H_2$ y las sustancias de actividad antimuscarínica, como por ejemplo la pirencepina, bloquean la secreción ácida por mecanismos distintos, por lo que diversos autores recomiendan un **tratamiento asociado** de ambas sustancias para esta indicación.

Tabla 15 Dosificación de cimetidina y pH intragástrico en enfermos intensivos

| Dosificación/día | pH<3,5 |
|---|---|
| 1200 mg | 18/38 (47 %) |
| 1800 mg | 9/39 (23 %) |
| 2400 mg | 7/38 (18 %) |
| | (según Priebe y cols., 1980) |
| 1600 mg | 11/39 (28 %) |
| | (según Martin y cols., 1979) |

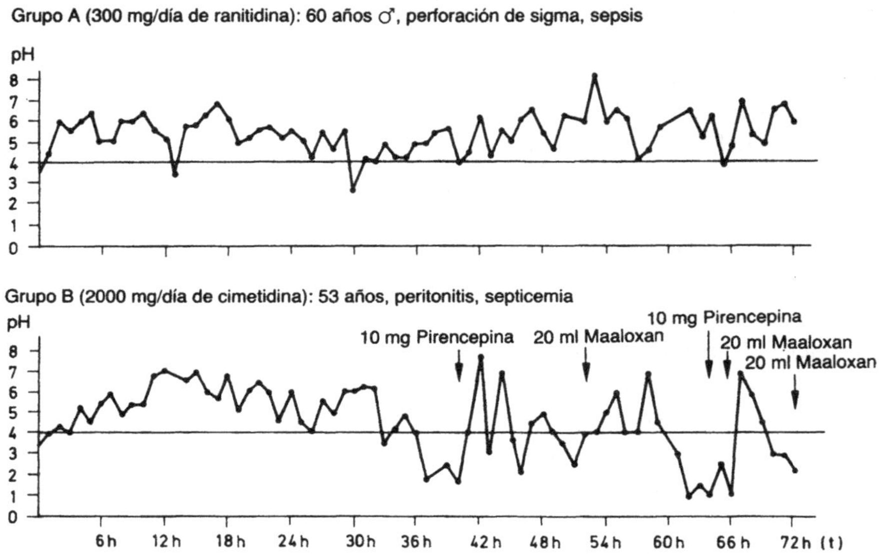


Fig. 36. Perfil característico del pH durante 72 horas en dos enfermos intensivos con ranitidina y cimetidina, respectivamente (según Ketterl y cols., 1985).

El tratamiento de asociación de un bloqueante $H_2$ y pirencepina puede realizarse en los casos en los que una monoterapia con bloqueante $H_2$ no es suficiente.

► También existen algunas comunicaciones sobre la mayor eficacia de la asociación de un bloqueante $H_2$ y un antiácido en la **prevención de las hemorragias por stress** que el empleo aislado de una de estas sustancias.

Desde el punto de vista molar y por vía endovenosa, la famotidina tiene una eficacia antisecretora 20-40 veces superior a la de la cimetidina y 6-8 veces superior a la de la ranitidina. En enfermos quirúrgicos intensivos, dosis de 20-30 mg/día de famotidina pueden mantener el pH gástrico por encima de 3,5 y más durante un período de observación de hasta 7 días. En estos enfermos, una elevación comparable se produjo con 150-200 mg de reanitidina intravenosa (Fig. 37). No se observaron episodios hemorrágicos.

## 12.3 Conducta a seguir

Junto a las medidas anteriormente mencionadas (aspiración del jugo gástrico, alimentación precoz por sonda, tratamiento intensivo del shock, etc.),

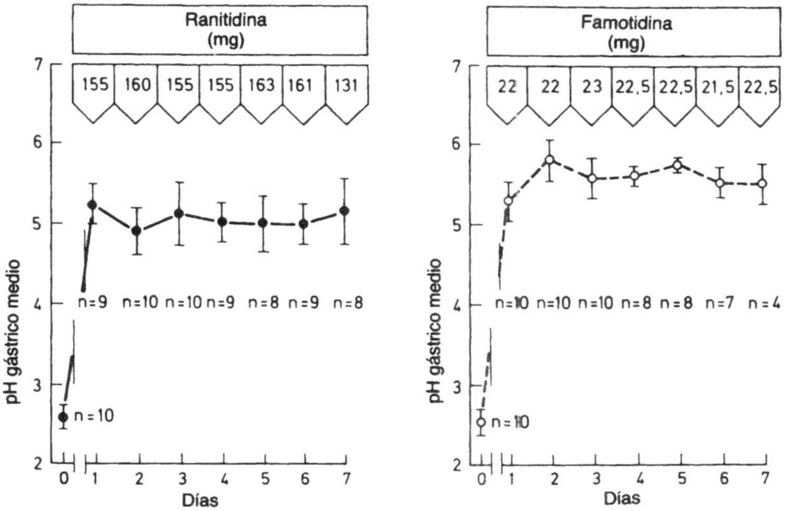


Fig. 37. pH intragástrico en enfermos intensivos quirúrgicos con ranitidina y famotidina intravenosas (según Friedl y cols., 1985).

**en todos los enfermos de riesgo debe realizarse una profilaxis medicamentosa de la úlcera de stress.** Por la facilidad de su manejo, los antagonistas de los receptores $H_2$ constituyen la medicación de elección.

**Dosis recomendadas**

En esta indicación las dosis recomendadas son las siguientes:

- **Cimetidina,** 1600-2000 mg/24 horas iv.
- **Ranitidina,** 200-300 mg/24 horas iv.
- **Famotidina,** 20-40 mg/24 horas iv.

Los bloqueantes $H_2$ deben administrarse mediante perfusión en gotero con mayor o menor rapidez. Es conveniente determinar una vez al día el pH intragástrico. Con estas dosificaciones casi siempre se logra mantener el pH por encima de 3,5. En enfermos con insuficiencia renal se reducirá la dosis de acuerdo con los valores de creatinina:

Con cifras de más de 2,5 mg % de creatinina sérica, las dosis diarias máximas serán
600-800 mg de cimetidina,
100-150 mg de ranitidina o
20 mg de famotidina.

Si con uno de los bloqueantes $H_2$ no se consigue elevar el pH intragástrico por encima de 3,5 se administrará a la vez un compuesto antiácido con elevada capacidad puffer a dosis de 10-20 ml cada 2-3 horas. También puede emplearse la asociación con pirencepina a dosis de 3 × 10 mg por vía intravenosa.

▶ Se recomienda este **tratamiento de asociación** en todos los Servicios de Medicina intensiva en los que no puedan realizarse controles regulares del pH gástrico (tabla 16).

En esta especial indicación, la ranitidina y la famotidina son preferibles a la cimetidina ya que, en contra de lo que sucede con esta última, no inhiben la metabolización de otros fármacos en el hígado. También el efecto sobre la eliminación tubular de productos medicamentosos es menos acentuado con ranitidina y famotidina que con cimetidina.

Tabla 16. Manejo práctico en la profilaxis medicamentosa de la hemorragia por úlcera de stress

| Elevación del pH intragástrico por encima de 4,0 mediante | | |
|---|---|---|
| Ranitidina<br>(200-300 mg/24 h iv.) | | Antiácidos con Mg/Al de elevada capacidad puffer (10-20 ml/2-3 h por sonda) |
| o bien | con/sin | |
| Cimetidina<br>(1600-2400 mg/24 h iv.) | | Pirencepina<br>(3 × 10 mg iv.) |

# 13. Hemorragia gastrointestinal superior

Si los informes emitidos en Gran Bretaña tienen validez general, la hemorragia gastrointestinal se produce anualmente con una frecuencia de 1 por 2000. De cada 10 enfermos 1 muere a consecuencia de esta hemorragia. La causa más común de hemorragia es la úlcera péptica; la mayor parte de los enfermos que mueren tienen una edad avanzada. La experiencia indica que los enfermos con hemorragias graves o recidivantes deben ser operados urgentemente. En ancianos con insuficiencia cardiopulmonar o renal, en los que la intervención sería mal tolerada, es preciso encontrar una terapéutica medicamentosa eficaz que resuelva el problema.

En las **hemorragias** por **erosiones** o **úlceras**, observaciones no controladas han mostrado un efecto favorable de los **antagonistas de los receptores** $H_2$.

Langman y colaboradores han examinado los datos referentes a más de 2500 enfermos de 27 estudios controlados. La valoración de los mismos indica que

**Eficacia aún no segura**

los antagonistas de los receptores $H_2$ reducen la hemorragia de una recidiva en un 10 %, la frecuencia de una intervención urgente en un 20 % y la tasa total de mortalidad en un 30 %.

Solamente los dos últimos parámetros presentan una significancia estadística frente a placebo. De acuerdo con estos, el empleo de bloqueantes $H_2$ en esta indicación está justificado. La dosificación corresponde a la utilizada habitualmente en la profilaxis de la hemorragia de la úlcera de stress.

# 14. Ulcera recidivante postoperatoria

La moderna cirugía de la úlcera péptica es conservadora. Esto significa que la intervención ha de ser lo más limitada posible a fin de reducir al mínimo la mortalidad postoperatoria y otras complicaciones como, por ejemplo, el síndrome de dumping y la diarrea. Las intervenciones quirúrgicas, a las que se une la vagotomía, tienen el inconveniente del crecido número de úlceras recidivantes postoperatorias. En algunos estudios recientes se mencionan cifras que oscilan entre un 10 y un 25 %, en el curso de 5 años.

Las **úlceras recidivantes postoperatorias** deben ser **tratadas farmacológicamente** ya que la reintervención se acompaña de una elevada mortalidad y morbilidad.

**Bloqueo $H_2$, única forma de tratamiento medicamentoso en la actualidad**

Hasta finales de los 70, el tratamiento medicamentoso sólo dió resultados insatisfactorios. Los bloqueantes $H_2$ fueron las primeras sustancias que constituyeron un progreso en este campo.

- **La cimetidina** ha de administrarse en dosis diarias de 1000-1200 mg;
- **La ranitidina** se recomienda a dosis de 300 mg/día.
- Con este tratamiento, más del 80-90 % de todas las úlceras recidivantes postoperatorias curan en el curso de 4-8 semanas.

Los dos antagonistas de los receptores $H_2$ pueden por tanto utilizarse en esta indicación de la misma forma que en la úlcera no complicada. La posible acción beneficiosa de una dosis única nocturna no ha sido hasta la fecha objeto de estudio.

Con ambos antagonistas es posible también un tratamiento prolongado. Las dosis diarias de **cimetidina** serán de 800-1000 mg y las de **ranitidina** de 150-300 mg.

# 15. Síndrome de Zollinger-Ellison

El síndrome de Zollinger-Ellison (SZE) debe ser considerado como una forma peculiar y poco frecuente de la enfermedad ulcerosa. Se trata de una o varias tumoraciones que se localizan con frecuencia fuera del estómago y, más habitualmente, en el páncreas. Estos tumores producen grandes cantidades de gastrina que a su vez estimula la secreción de jugo gástrico, creándose así una **diátesis ulcerosa.** Los gastrinomas suelen ser de difícil localización y no siempre es posible su extirpación.

**El SZE, test para fármacos antisecretores**

El tratamiento de este síndrome ha variado sustancialmente desde la introducción de los antagonistas de los receptores $H_2$. Antes de ellos, el tratamiento de elección era la gastrectomía total.

▶ En la actualidad, con los bloqueantes $H_2$, solos o asociados con anticolinérgicos, ya es posible **anular** eficazmente la **secreción ácida** de estos enfermos.

Los bloqueantes $H_2$ fueron empleados por primera vez en esta enfermedad en 1974. Para frenar la secreción patológica es preciso utilizar dosis 4-6 veces superiores a las normales. El primer bloqueante que se administró en esta indicación fue la metiamida, a dosis de 1000 y 1800 mg/día. Sin embargo, como ya se mencionó, esta sustancia hubo de ser retirada de la experimentación clínica a causa de sus efectos hematotóxicos.

La remisión de las molestias del SZE, entre las que se hallan los dolores epigástricos, la quemazón retroesternal y las diarreas, no permite deducir el resultado del tratamiento ni que la secreción haya sido controlada.

▶ Un criterio válido al respecto es la **reducción de la secreción ácida basal** a valores inferiores a 10 mmol $H^+$/h.

Los enfermos cuya secreción ácida basal se mantiene por debajo de este nivel raramente desarrollan una úlcera péptica.

**«Fenómeno de escape»**

La cimetidina suele ser bien tolerada en estos enfermos incluso a dosis de hasta 8-10 gramos al día, administradas durante largo tiempo. Sin embargo, no es raro observar un «fenómeno de escape», es decir, la reaparición de la sintomatología con la consiguiente necesidad de aumentar la dosificación.

► Con **cimetidina** la sintomatología ulcerosa desaparece en más del 50 % de los enfermos, en el curso de una semana. Las úlceras suelen curar a las 4 semanas.

► **La cimetidina** conduce a una rápida mejoría y curación de los enfermos de SZE de forma comparable a como lo hace en los enfermos de úlcera péptica «normal».

Una desventaja de la cimetidina es la duración relativamente corta de su acción. Así, 400 mg de cimetidina inhiben la secreción ácida solamente durante unas 6 horas, con lo que los enfermos están obligados a realizar 4-6 tomas diarias del medicamento.

► Por el contrario, 150 mg de **ranitidina** y 40 mg de **famotidina** suprimen la secreción durante un tiempo más largo. La famotidina sobrepasa a la vez la duración del efecto de la ranitidina en un 30 %. Por estas razones, con ambas sustancias se puede controlar adecuadamente la secreción ácida patológicamente aumentada (Fig. 38).

En estudios comparativos se ha observado que el control de esta secreción puede realizarse con una dosis media diaria de 0,24 g de famotidina. Las dosis diarias correspondientes de ranitidina y cimetidina son de 2,1 y 7,8 g. respectivamente.

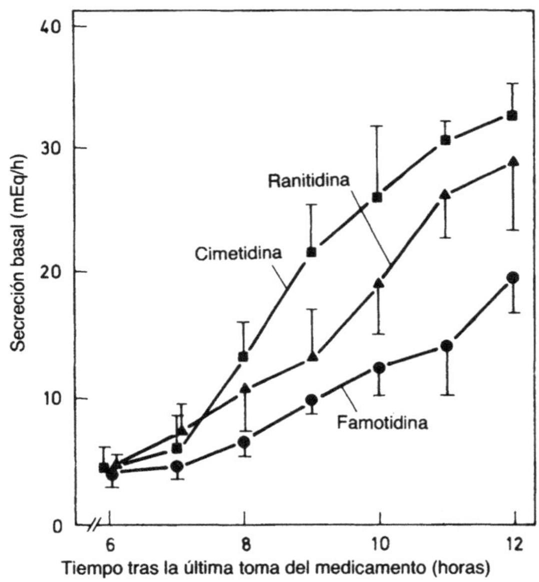


Fig. 38. Duración del efecto de dosis equivalentes de famotidina, ranitidina y cimetidina en 5 enfermos con síndrome de Zollinger-Ellison. Tras la interrupción de las medicaciones se determinó la secreción basal desde la hora 6 a la 12 (valor medio ± DS) (según Howard y cols., 1985).

Lo mismo que con cimetidina, también con ranitidina y famotidina se presentan «fenómenos de escape». Es de señalar que existe una estrecha correlación entre las dosis individuales de los tres antagonistas que son necesarias para inhibir la secreción.

► Los enfermos que sólo precisan dosis reducidas de cimetidina o ranitidina también suelen responder favorablemente a dosis relativamente pequeñas de famotidina.

Mientras que los enfermos masculinos de SZE tratados con dosis elevadas de cimetidina presentan efectos secundarios antiandrógenos en un 50 % de los casos, los tratamientos de larga duración con dosis altas de ranitidina o famotidina no ocasionan tales alteraciones.

La ginecomastia y la impotencia inducidas por cimetidina desaparecen al cambiar esta sustancia por ranitidina.

# 16. Tolerancia

Existe una amplia experiencia sobre cimetidina y famotidina. En el caso de la famotidina, introducida en Japón en 1985, es forzosamente limitada.

► Los **bloqueantes** $H_2$ pertenecen al grupo de medicamentos más utilizados en el mundo entero. Su posición destacada se debe no sólo a su eficacia comprobada sino muy especialmente a su **excelente tolerancia.**

En los tratamientos de corta duración (4-8 semanas) hay que contar con menos de un 3 % de efectos secundarios.

Todo ello se infiere de estudios controlados en los que ambos bloqueantes $H_2$ fueron comparados entre sí y con placebo y otros productos antiulcerosos. Resultados análogos se obtuvieron en los informes realizados por médicos generalistas, internistas y gastroenterólogos, en las condiciones propias de la práctica diaria.

**En general, buena tolerancia**

La tabla 17 menciona los efectos secundarios más frecuentes de la cimetidina y la ranitidina contabilizados, respectivamente, en dos grupos de unos 10.000 enfermos. El tipo y frecuencia de los efectos secundarios en ambos bloqueantes $H_2$ es muy similar. Las manifestaciones de mayor incidencia son las gastrointestinales y las del sistema nervioso central. Las reacciones alérgicas están presentes en la misma proporción (0,4 %), no existiendo reacción cruzada entre ambos medi-

Tabla 17. Incidencia (%) de los efectos secundarios más citados en los trabajos clínicos realizados con cimetidina y ranitidina

| Efecto secundario | Cimetidina (n = 9.907) | Ranitidina (n = 12.441) |
|---|---|---|
| Diarrea | 1,0 | 0,4 |
| Náuseas/vómitos | 0,8 | 0,5 |
| Exantemas/Prurito | 0,4 | 0,4 |
| Mareos | 0,3 | 0,5 |
| Cefaleas | 0,2 | 0,6 |
| Ginecomastia | 0,2 | – |
| Estreñimiento | 0,2 | 0,2 |
| Mialgias | 0,1 | 0,1 |

camentos. La incidencia de ginecomastias fue ligeramente más elevada con cimetidina, lo cual revela una débil actividad antiandrogénica de estas sustancias.

En tratamientos de larga duración el perfil de tolerancia de los dos medicamentos permanece esencialmente invariable.

En tratamientos de corta duración, la famotidina también parece ser bien tolerada. La experiencia obtenida con más de 3000 enfermos sometidos a control clínico revela que los efectos secundarios de la tabla 17 y las variantes analíticas que se exponen en la tabla 18 respecto a parámetros hepáticos son también presumibles con el nuevo bloqueante $H_2$ en forma comparable a los otros bloqueantes.

**Efectos secundarios raros**

Para detectar efectos secundarios de escasa presentación se han analizado casuísticas, informes del fabricante a las autoridades sanitarias y las observaciones clínicas enviadas por los médicos a las comisiones correspondientes. De esta forma se ha logrado un conocimiento bastante completo de la cimetidina cuya introducción terapéutica data de los años 1976/1977.

Como se muestra en la tabla 19, la frecuencia de estados confusionales (especialmente en ancianos con insuficiencia hepática o renal) es inferior al 1 por 10.000 y la de hepatitis o colestasis no es superior al 4 por 100.000. Son muy raras las alteraciones hemáticas (2,3 por 100.000) como, por ejemplo, leucopenia, trombopenia y agranulocitosis, e igualmente las nefritis intersticiales (1 por 100.000). Hasta el momento se han descrito en la bibliografía mundial unos 4 casos de pancreatitis aguda con cimetidina.

Tabla 18. Variaciones de importantes parámetros hepáticos bajo tratamientos de corta duración con famotidina y ranitidina (2-8 semanas)

| | Famotidina | | Ranitidina | |
|---|---|---|---|---|
| | 40 mg/ noche (n = 255) | 2 × 20 mg/ día (n = 259) | 2 × 40 mg/ día (n = 258) | 2 × 150 mg/ día (n = 259) |
| Fosfatasa alcalina ↑ | 1 | – | – | 2 |
| Bilirrubina ↑ | 1 | 2 | 1 | – |
| GOT ↑ | – | – | 1 | 3 |
| GPT ↑ | – | 1 | 1 | 4 |
| Frecuencia total | (1 %) | (1,2 %) | (1,2 %) | (2,3 %) |

La cimetidina se elimina por el riñón mediante el mismo mecanismo tubular de excreción de la creatinina por lo que no es sorprendente que se observen elevaciones reversibles de creatinina.

Con los datos existentes, es de esperar que también con ranitidina se presenten efectos secundarios raros en proporciones similares. Hasta la fecha hay comunicaciones aisladas sobre reacciones anafilácticas, aumento transitorio de las transaminasas, hepatitis, leucopenias, trombopenias, bradicardias tras administración intravenosa en bolus y (muy raramente) estados confusionales. Las elevaciones de la creatinina sérica son más raras con ranitidina que con cimetidina.

**Diferente selectividad en la acción**

En una parte de los informes no se establece claramente una relación causal entre los síntomas aparecidos y la toma de ambos bloqueantes $H_2$.

Los 6-12 meses de experiencia en tratamientos de larga duración con 20 mg de **Famotidina,** administrados por la noche, en un grupo de 167 personas, permiten afirmar la **buena tolerancia** del nuevo bloqueante $H_2$. Mientras que los efectos secundarios gastrointestinales y del sistema nervioso central no fueron más frecuentes que los observados con placebo, en un 1,8 % de los casos se apreciaron modificaciones en algunos parámetros hepáticos (elevaciones de las transaminasas).

En relación con la selectividad en la acción farmacológica existen diferencias entre la cimetidina y los nuevos bloqueantes $H_2$ ranitidina y famotidina. Así, la cimetidina retrasa la eliminación de fármacos que son metabolizados en el hígado mediante el sistema oxigenasa que contiene el citocromo funcional P 448/450 (ver capítulo 4). En la bibliografía existen algunos ejemplos de episodios hemorrágicos inesperados con la administración simultánea de un anticoagulante oral del tipo de la warfarina, efectos nerviosos centrales con lidocaína, teofilina e imipramina y bradicardias bajo tratamiento con betabloqueantes.

La ranitidina y la famotidina pueden dar lugar a interacciones a nivel hepático sin importancia clínica alguna. Las únicas interacciones observadas en estudios de farmacología humana entre ranitidina y nifedipina o metropolol no han sido confirmadas por otros autores.

Tabla 19. Efectos secundarios raros en tratamientos con cimetidina

| < 1:10.000 | |
|---|---|
| ▽ | Estados confusionales |
| | Hepatitis/Colestasis |
| | Agranulocitosis/Trombopenia |
| | Nefritis intersticial |
| | Pancreatitis aguda |

Las llamadas reacciones de fase 2 (por ejemplo, glucoronoconjugación) no parecen modificarse por ninguno de los tres bloqueantes $H_2$. Por este motivo, no hay peligro de acumulación o potenciación de efectos de fenprocumon, oxacepam y lorazapam cuando se administran a la vez que bloqueantes $H_2$.

Como se ha descrito también en el capítulo 4, la cimetidina y, en menor escala, la ranitidina, influyen en la extracción renal de fármacos como, por ejemplo, la procainamida y la N-acetilprocainamida. Como causa de esta interacción se piensa en una inhibición del proceso de secreción tubular. No se han dado a conocer complicaciones dependientes de ello, si bien los primeros autores que mencionaron este fenómeno recomendaron una adaptación de las dosis en enfermos problemáticos. Este mecanismo de interacción debe intervenir en los medicamentos alcalinos eliminados por el riñón y también en los metabolitos de naturaleza alcalina.

A diferencia de la cimetidina, la ranitidina y la famotidina no desplazan la testosterona marcada radiactivamente de los lugares de unión a los receptores en los tejidos sensibles a los andrógenos (ver capítulo 5). Un dato clínico a favor de la falta de propiedades antiandrogénicas de la ranitidina y la famotidina es la observación de que las ginecomastias y la impotencia inducidas por cimetidina en los enfermos con síndrome de Zollinger-Ellison (¡dosis altas de cimetidina!) remiten cuando se administra los nuevos bloqueantes $H_2$. No obstante, se han descrito también casos muy raros de ginecomastia e impotencia en tratamientos con ranitidina. Si tales complicaciones son realmente debidas al medicamento, habría que buscar la explicación en un mecanismo distinto al descrito.

Conclusión:
Ambos bloqueantes $H_2$, **cimetidina** y **ranitidina**, son medicamentos de **buena tolerancia.** En los estudios sobre tratamientos de corta y larga duración la tasa de efectos secundarios es inferior al 3 %.

Debido a la ausencia de efectos sobre el metabolismo oxidativo de los medicamentos en el hígado,

► **La ranitidina** (y la famotidina) deben usarse preferentemente en enfermos con **polipatología** que toman a la vez otros medicamentos.

► Por su mayor potencia antisecretora, desde el punto de vista molar, y la falta de propiedades antiandrogénicas, incluso a dosis altas, **la ranitidina** y **la famotidina** debe utilizarse en enfermos con **elevada secreción gástrica** (por ejemplo, síndrome de Zollinger-Ellison).

# Bibliografía

Blum, A. L. und J. R. Siewert: Ulcus-Therapie. Springer-Verlag, Heidelberg 1982.

Domschke, W. und Kenneth G. Wormsley (Hrsg.): Magen und Magenkrankheiten. Thieme-Verlag, Stuttgart 1981.

Misiewicz, J. J. and J. R. Wood (Eds.): Ranitidine. Therapeutic Advances. Excerpta Medica, 1984.

Misiewicz, J. J. and K. G. Wormsley (Eds.): The Clinical Use of Ranitidine. The Medicine Publishing Foundation. Oxford 1982.

Wormsley, K. G., H. G. Dammann und B. Simon (Hrsg.): $H_2$-Blocker in der Therapie säurebedingter Erkrankungen. Springer-Verlag, 1984.

Holtermüller, K. H. and J. R. Malagelada (Eds.): Advances in Ulcer Disease. Excerpta Medica, Amsterdam 1980.

Bianchi-Porro, G. and K. D. Bardhan (Eds.): Peptic ulcer disease. Advance in pathogenesis and treatment, Cortina International – Verona, Raven Press, N. Y. 1982.

Baron, J. H. (Ed.): Cimetidine in the 80s. Churchill Livingstone, Edinbourgh, London 1981.

Simon, B., G. Bianchi-Porro and H. G. Dammann (Hrsg): Famotidin. Ein Fortschritt in der Therapie säurebedingter Erkrankungen. Thieme-Verlag, Stuttgart 1986.

Bei Fragen zur Produktsicherheit wenden Sie sich bitte an:
If you have any questions regarding product safety,
please contact:

Walter de Gruyter GmbH
Genthiner Straße 13
10785 Berlin
productsafety@degruyterbrill.com